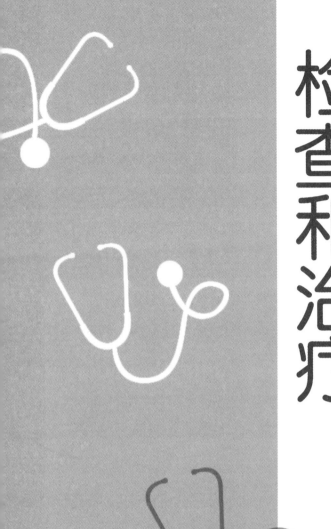

只有医生知道

至关重要的

检查和治疗

一 江守山 一 著

海峡出版发行集团 福建科学技术出版社
THE STRAITS PUBLISHING & DISTRIBUTING GROUP　FUJIAN SCIENCE & TECHNOLOGY PUBLISHING HOUSE

著作权合同登记号：图字13-2019-074

本著作中文简体版通过成都天鸢文化传播有限公司代理，经远足文化事业股份有限公司（方舟文化）授权福建科学技术出版社有限责任公司在祖国大陆独家出版、发行，非经书面同意，不得以任何形式，任意重制转载。本著作限于大陆发行。

图书在版编目（CIP）数据

只有医生知道：至关重要的检查和治疗 / 江守山著.
—福州：福建科学技术出版社，2022.12（2025.4重印）
ISBN 978-7-5335-6522-0

Ⅰ.①只…　Ⅱ.①江…　Ⅲ.①常见病 – 诊疗　Ⅳ.
①R4

中国版本图书馆CIP数据核字（2021）第156561号

书　　名	只有医生知道：至关重要的检查和治疗	
著　　者	江守山	
出版发行	福建科学技术出版社	
社　　址	福州市东水路76号（邮编350001）	
网　　址	www.fjstp.com	
经　　销	福建新华发行（集团）有限责任公司	
印　　刷	福州万紫千红印刷有限公司	
开　　本	700毫米×1000毫米　1/16	
印　　张	9.25	
版　　次	2022年12月第1版	
印　　次	2025年4月第2次印刷	
书　　号	ISBN 978-7-5335-6522-0	
定　　价	38.00元	

书中如有印装质量问题，可直接向本社调换

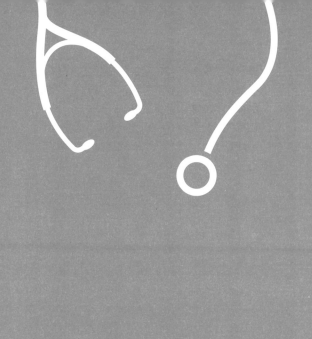

小心！过度的医疗行为，是肾衰竭、癌症的催化剂

身为一名肾脏科医生，面对年年攀升的因肾衰竭进行透析人数，一直让我感到相当无力，好不容易医好一个，却又来了两个。每每看到这些透析病人，我的内心总是不断自问："为什么台湾透析人数会居高不下？有没有什么好办法可以降低透析率呢？"

为此，我开始大量钻研国际知名医学期刊与研究，也的确从中找出了糖尿病患者只要多吃鱼，就不容易产生肾脏病变等有效资讯。然而在这个过程中，我同时也发现，台湾进行透析的人数之所以这么多，

1

有一项不容忽视的因素，那就是过度医疗。

事实上，过度医疗并不是台湾独有的现象，只是相较于其他地区，台湾人对医疗过度依赖，不仅自行到药房购买成药，而且爱看医生，平均一年看病 15 次。此外台湾的医生也过分依赖仪器检查及检验数据，医生为避免医疗纠纷而安排了一堆检查，如 X 线、计算机断层扫描（CT）、正电子发射断层显像（PET）等含有辐射的影像检查。殊不知这些行为不仅增加了肾衰竭的发生率，更可能诱发癌症等严重疾病。

检查、治疗做太多，反而容易出问题

尽管过度医疗衍生的问题令人担忧，但要界定何为过度医疗并不容易，毕竟患者和医生多半都认为自己所采取的医疗行为是必需的。但问题是，根据研究显示，40% 现行的医疗措施和药品是无效的，甚至是有害的！为了设法减少过度医疗，美国医学会（American Medical Association, AMA）特别提出过度医疗的定义：凡超过疾病实际需求的所有医疗行为（包含检查、诊断和治疗），都可视为过度医疗。此外，美国内科医学委员会（American Board of Internal Medicine, ABIM）也从 2012 年开始，发起了一项"明智选择运动（choosing wisely campaign）"，鼓励医生与病人共同讨论什么是没有必要执行的医疗服务，并由各个学会自发性地提出前五大过度或不建议执行的医疗行为。时至今日，这项运动不仅在全美有八成的医生参与，同时还获得了全球医学界同仁的响应。

至于台湾，目前虽然尚未正式提倡"明智选择运动"，但已有不少医生关注，"医疗改革基金会"前任董事长刘梅君曾撰写《台湾医改当务之急——向"过度医疗"说不！》一文，呼吁人们重视过度医疗问题。想要改善过度医疗问题，人们的吃药、就医观念绝对是最大关键点，而出版本书的目的，就在于为人们提供正确的医疗资讯指标，帮助患者找到方向。

通过本书建立正确医疗态度，为自己和家人的医疗行为把关

目前，由"明智选择运动"所提出的不建议执行的医疗行为已超过250种，但我认为面对医疗要做出明智选择，重点应在观念的建立，而不是一味地按图索骥。因此在本书中，我对最常见且影响最大的11种不当检查和治疗，进行深入分析说明。除了帮助大家了解这些医疗行为所潜藏的害处之外，同时也提供正确的应对之道，让读者在阅读的过程中，不仅能对这些医疗行为有更深的认识，还能借鉴"明智选择运动"的思考模式，建立正确的医疗态度。

此外，本书所列的不当医疗行为，都有许多严谨的研究佐证，然而读者有时可能会面临该项检查（治疗）为医生建议或有研究提出它是有益的，与本书并不建议执行的检查相矛盾，例如近年$PM_{2.5}$空气污染问题严重，导致肺癌连年位居十大癌症死因之冠，就有不少医生和体检中心提出以低剂量计算机断层扫描（CT）来筛检肺癌的说法，这点正与本书立场相悖。

此时我希望读者不盲目听信任何医生和研究所的说法，而是更仔细地了解这些说法的可信度。像是所谓的"研究证实"，至少得了解该研究到底是

动物研究还是人体研究？ 是否已排除患者心理作用（即对照双盲研究）等因素影响？ 是否包含研究人数与研究单位等多项考量？只要大家能有这样的思考习惯，自然能在各方纷纭的说法中，找出值得信赖的依据，以此延伸，在面对各项医疗行为时，做出对自身负责任的决定。

阅读之前一定要先了解的医疗常用术语

在阅读前，建议先通过以下说明，理解书中医疗常用术语所代表的意义。

1. 阳性／阴性／假阳性／假阴性

医疗检查结果的判读方式之一，其意义分别为：

● 阳性（+）：检查结果出现阳性反应，多数情况表示不正常或有问题，例如检验尿中是否有带血，阳性就是尿中有血[1]。

● 阴性（−）：检查结果出现阴性反应，多数情况表示正常或没问题，例如检验尿中是否有带血，阴性就是尿中没有血。

● 假阳性：假的阳性，也就是检查结果为不正常，但事实上是健康的人。

● 假阴性：假的阴性，也就是检查结果为正常，但事实上是有疾病的人。

2. 假手术

本书提及的假手术是指研究时为了与真正的手术对照比较而进行的手术，过程包含麻醉、制造手术切口，皆与真正的手术相同，但实际上并没有任何医疗处置，用以排除病人因心理作用产生的好转感受，以了解手术的真正效果。

---

[1]编者按：请注意阳性并不全是"坏"的情况，如注射过乙肝疫苗检查时就会呈现乙肝表面抗体阳性的结果，这是具有乙肝病毒免疫力的表现，属于"好"的情况。

3. 安慰剂

安慰剂不含有效成分，是临床试验中为了与真正的试验用药对照、比较，而给予的药物，其形态、剂量、味道皆与试验用药相同，用以了解所研究的药物具有何种效果。

4. 预防性治疗

预防性治疗指在身体未出现症状前，针对身体可能出现的症状所采取的治疗行为，例如手术后为了预防伤口感染，会给予预防性抗生素治疗。

5. 某某病前期

某某病前期指疾病相关致病因子已在生物体内产生病理变化，但临床诊断无法确诊，即尚未出现临床症状的时期，例如糖尿病前期是指血糖高于正常值，但尚未出现糖尿病症状的时期。

6. 切片检查

切片检查指使用稍具侵入性的方式，从患者身体的病变部位取出小块组织制成切片，再通过显微镜检查细胞，为确诊提供依据的检查行为。取出小块组织的方法有很多，例如穿刺活检、手术（开刀）切片等。

7. 穿刺活检

使用类似注射器的长针刺入体内，取出身体里的小块组织，再通过显微镜检查细胞以为确诊提供依据称为穿刺活检，是切片检查的方法之一。

8. 随访检查

针对身体病症进行定期检查，以了解病症的发展状况称为随访检查。

9. 侵入性 / 非侵入性检查、治疗

医学上的侵入性检查、治疗，指带有一定创伤性的医疗措施，如各种注射疗法（打针、注射点滴）、手术等，而非侵入性检查、治疗则不涉及破坏皮肤或组织，不进入身体，也就是不会对肌肉、神经、血管等造成直接损伤的检查、治疗，如超声、X 线检查等。

10. 细胞或肿瘤癌变

一般细胞或良性肿瘤细胞，在变成癌细胞之前出现的病理变化叫做细胞或肿瘤癌变。

11. 原位癌

原位癌指仅侵犯黏膜上皮层之内（Tis），尚未侵入至黏膜肌层，也无淋巴结侵犯（N0）和远处器官转移（M0）的癌症，通常手术完整切除就可治愈。

12. 过度检查 / 过度诊断 / 过度治疗

● **过度检查**：超过疾病实际需求的检查，例如非必要情况进行过度精密、反复的、频繁的检查，或给病人带来的伤害大于好处，不能延长生命的筛检等。

● **过度诊断**：超过疾病实际需求的医疗诊断。这类疾病可能短时间（甚至永远）不会进展为临床期，或并不会引起身体不适症状及危害生命，却因过度检查被发现所做出的诊断，其问题是可能导致不必要的医疗处置。

● **过度治疗**：超过疾病实际需求的治疗行为，例如普通感冒时服用感冒药，或者对一些病人一生都不会受到其影响的疾病的治疗。

一分钟问答快速测：
我的体检、看病、吃药习惯正确吗

大部分人都相信医疗能保障健康。但问题是大多数人没有正确的就医习惯。以下测验将帮助各位了解你的体检、看病、吃药习惯（或观念）是否正确。让我们开始测验吧！

1. 发现感冒时，你都如何处理？

   （A）服用药房购买的感冒药。
   （B）直接看医生拿药。
   （C）多喝开水多休息，两个星期没好就去看医生。
   （D）多喝开水多休息，久了就会自然痊愈，没必要看医生。

2. 你认为一般从几岁开始定期体检？要多长时间做一次？

   （A）30 岁开始，每年一次。
   （B）30 岁开始，每 3 年一次。
   （C）40 岁开始，每年一次。
   （D）40 岁开始，每 3 年一次。

3. 一般女性的乳腺癌筛检，下列哪个选项是最好的选择？

   （A）触诊。
   （B）触诊 + 乳腺超声。
   （C）触诊 + 乳腺 X 线摄影。
   （D）触诊 + 乳腺磁共振成像（MRI）。

4. 下列哪个选项的器官对辐射有高敏感度，应尽量避免预防性的辐射筛查？

   （A）乳房、肺。
   （B）子宫、肝。
   （C）脑、食管。
   （D）骨、肾。

5. 下列哪项治疗，无法预防心肌梗死及梗死后的死亡？

   （A）摄取高浓度鱼油。
   （B）运动、激动时胸痛，确诊冠状动脉狭窄后进行心导管检查和安装支架。
   （C）体外反搏疗法（EECP）。
   （D）持续服用红曲。

6. 药名中包含以下名称的药品，何者不是抗生素药物？

   （A）"西林""环素"。
   （B）"霉素""头孢"。
   （C）"沙星""磺胺"。
   （D）"他汀"。

7. 以下哪一种影像检查没有辐射？

   （A）超声。
   （B）低剂量计算机断层扫描（Low-dose CT，LDCT）
   （C）骨扫描。
   （D）正电子发射断层显像。

8. 下列哪一种癌症筛检是安全而且确实有效（可降低死亡率）的？

（A）肺癌：低剂量计算机断层扫描（LDCT）。
（B）前列腺癌：前列腺特异性抗原（PSA）检测。
（C）子宫颈癌：宫颈刮片检查。
（D）以上皆不对。

9. 若确诊为细菌感染引起的疾病，在使用抗生素时，应同时补充下列哪一种营养素？

（A）维生素 B 族。
（B）益生菌。
（C）维生素 D。
（D）钙。

看解答：每题答对得 10 分，最后再合计总分。

1.（C）多喝开水多休息，两个星期没好就去看医生。

普通感冒的正常病程只有 1~2 周，所以两个星期没好就表示可能已并发其他问题，例如继发性细菌感染，此时不能再置之不理，最好立刻就医。

2.（D）40 岁开始，每 3 年一次。

医疗检查并不是越多越好！对一般人来说，从 40 岁开始，每 3 年进行一次体检，已可保障基本的健康需求。

3.（B）触诊＋乳腺超声。

东方女性的乳腺组织较致密，超声的解析度反而更好，而且假阳性的比例低，又无放射线，安全性远高于乳腺 X 线摄影，只要患者再配合触诊，就能达到很好的筛检效果[1]。

4. （A）乳腺、肺。

子宫、肝、脑、食管、骨、肾等组织对辐射敏感度较低，只有乳腺和肺为高敏感部位。

5. （B）运动、激动时胸痛，确诊冠状动脉狭窄后进行心导管检查和安装支架。

进行心导管检查和安装支架虽然可以在心脏病发作的急性期有效延长患者寿命，却无法预防心肌梗死再度发作。

6. （D）"他汀"。

药名中含有"他汀"的药物为降血脂药物。

7. （A）超声。

超声检查是种基于超声的医学影像学诊断技术，并不会产生辐射。其余检查的辐射量分别为：低剂量计算机断层扫描 0.8~1.5mSv；骨扫描 4.4mSv；正电子发射断层显像 7mSv。

8. （C）子宫颈癌：宫颈刮片检查。

已有研究证实宫颈刮片检查可降低子宫颈癌的死亡率，筛检过程相当安全。本题中其余的癌症筛检，不仅无法降低发病率与死亡率，而且 LDCT 检查过程还可能具有风险。

9. （B）益生菌。

抗生素会杀死肠道细菌，而肠道掌管了人体营养吸收、毒素清除和免疫调节三件大事。研究已经证实，肠道菌群的平衡，与人体肥胖代谢疾病、自身免疫疾病、癌症与精神及神经退化等疾病皆有密切关联，因此若是必须服用抗生素，就应同时加强补充益生菌。

---

〔1〕编者按：《中国乳腺筛查与早期诊断指南（2022版）》指出，超声检查作为初筛手段，比乳腺 X 线摄影筛查有更好的灵敏度及相似的特异性。因此建议联合乳腺 X 线摄影与超声检查开展筛查，如不具备 X 线摄影检查的条件，高风险人群应至少每年接受 1 次超声筛查。

测验结果：我得到（　　　）分。

90~100 分：

你有正确的体检、看病、吃药习惯（或观念），通过本书可强化"明智选择"的思考模式，让医疗真正成为维护健康的最佳利器。

60~90 分：

一般人平均得分，体检、看病、吃药习惯（或观念）仍有不足，请通过本书找出医疗盲点，面对医疗时便能做出更明智的选择。

60 分以下：

你的体检、看病、吃药习惯（或观念）相当危险，极可能已经受害却不自知，请仔细阅读本书，重新建立"明智选择"的思考模式与正确的医疗态度。

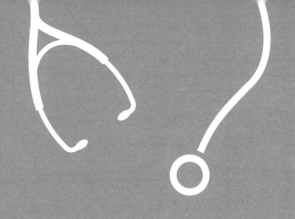

目录
CONTENTS

第一章 你得到的是治病效果，还是致病风险

第一节 积极检查与治疗就能保障健康吗——2

看病、吃药等医疗行为越多，反而越有害健康——2

在美国有 40% 的医疗措施和药品是无效的——3

只有同意书，没有保证书：医疗始终存在风险——5

第二节 早一点知道真相就能避开更多医疗风险——7

过度检查和不当的治疗也会危害人体健康——7

药单全收，会让身体付出惨痛代价——8

明智选择，才能得到真正需要的医疗——10

第三节 过度医疗，藏在"检查—诊断—治疗—随诊"中——11

有必要吃药、手术吗？了解成因，才能从根本防范——11

【原因1】预防医学被误解与误用——12

【原因2】高科技仪器"神话"的误区——15

【原因3】"白色巨塔"中潜在的名、利纠葛——17

第四节 注意避免过度医疗——20

多筛检才安心、多吃药才有效吗？当心错误观念拖垮健康——20

【推手】看病成瘾：大众太捧场，推动过度医疗——21

第二章 医院常见的4种检查应慎重

第一节 医院常见的检查应慎重1【定期健康体检】——24

医学影像检查：X线、计算机断层扫描（CT）、正电子发射断层显像（PET）——24

为防癌冒着致癌风险做检查？请重新检视你的体检方案——24

过度影像检查，无法降低死亡率，反而可能提高致癌率——24

想保障健康，请谨慎体检与医疗咨询——29

生于"透析大国"，你该学会看懂肾脏健检报告——35

第二节 医院常见的检查应慎重2【心血管检查】——37

为预防脑卒中或心肌梗死，接受心血管计算机断层扫描——37

无论是新仪器、非侵入性还是医生推荐的检查，都不等于最佳医疗选择——37

美国预防医学工作组呼吁：无症状的健康人，不应做心血管计算机断层扫描——37

害怕心脏病找上门？调整生活方式就对了——41

第三节 | 医院常见的检查应慎重 3【肺癌筛检】——43

为及早发现肺癌，接受低剂量计算机断层扫描检查——43

计算机断层扫描一样可能致癌：低剂量并不表示低风险——43

丹麦肺癌筛检研究：有没有接受筛检，死亡率都一样——43

早期筛检的 5 年存活率较高？其实只是逻辑误区——50

想及早发现肺癌，学会看懂身体"求救信号"很重要——54

癌症筛检，大多数可能根本没用——57

第四节 | 医院常见的检查应慎重 4【乳腺癌筛检】——60

为及早发现乳腺癌，接受乳腺 X 线摄影检查——60

忍痛进行乳房检查是在白做工吗——60

接受乳腺 X 线摄影检查无法增加存活率——60

想及早发现乳腺癌，定期做这些检查就够了——68

第三章 | 生活中常见的 7 种过度用药与治疗

第一节 | 生活中常见的过度用药与治疗 1【感冒治疗】——72

为缓解感冒，服用治疗各种症状的感冒药——72

咳嗽、喉痛、发热、流鼻涕……你吃的都只是安慰剂——72

感冒药治不好感冒，反而会制造疾病与副作用——72

面对感冒症状，别急着当"药罐子"——76

第二节 | 生活中常见的过度用药与治疗 2【使用抗生素】——78

为治疗发炎、感染而随意使用抗生素——78

慎用"敌我不分"的抗生素，才能"肠"命百岁——78

抗生素会杀死肠道益生菌，引发代谢、免疫问题，甚至癌症——78

面对抗生素的选择，建议你可以更加慎重——83

第三节 | 生活中常见的过度用药与治疗 3【女性更年期治疗】——88

以激素补充疗法，治疗女性更年期综合征——88

别让错误治疗引发一连串肌瘤、癌症、痴呆、尿失禁与心血管疾病——88

美国国立卫生研究院证实：激素疗法会增加乳腺癌风险——88

面对女性更年期综合征，建议你可以补充相关的营养物质——92

第四节 | 生活中常见的过度用药与治疗 4【降血脂药物】——94

因胆固醇过高，服用降血脂药物——94

先调整饮食和运动，因降脂药"伤肝败肾"风险高，且延长寿命效果不显著——94

全球最常用的降血脂药物，潜藏致命副作用——94

面对血脂（胆固醇）过高，建议你先分清好和坏胆固醇——98

第五节 | 生活中常见的过度用药与治疗 5【卵巢摘除手术】——100

进行子宫手术时，为预防卵巢癌顺便切除卵巢——100

错误的预防医疗：因对未来的担忧而切除健康的器官——100

无故摘除健康的卵巢，反而造成女性提早死亡——100

想预防卵巢癌，建议你做好环境避险与防癌调理——102

第六节 生活中常见的过度用药与治疗 6【心导管及支架手术 】——109

为预防心肌梗死，贸然进行心导管及支架手术——109

急救措施无法先做备用！控制"三高"与体外反搏疗法是更佳的方案——109

JAMA：预防性安装心导管和支架，无法延长患者寿命——109

面对心脏病，建议你控制"三高"+ 体外反搏疗法——114

第七节 生活中常见的过度用药与治疗 7【脑动脉瘤手术】——118

发现 1cm 以下脑动脉瘤，立刻进行开刀手术——118

破裂概率低的非恶性肿瘤，应谨慎评估手术必要性——118

开颅手术致死致残风险高、后遗症严重，贸然动刀更危险——118

面对脑部动脉瘤，建议你谨慎手术，健康管理——120

附 你一定要知道的医疗"避险清单"：
一般患者不必进行的 15 种过度医疗

第
一
章

你得到的是治病效果，
还是致病风险

积极检查与治疗就能保障健康吗

看病、吃药等医疗行为越多，反而越有害健康

你不知道的医疗风险的临床案例

"唉……只是做个体检，没想到差点把命送掉了。"

电话彼端正在感慨的，是和我交情很好的高中学长。细问端倪，才知道学长先前在体检时，因为考虑到近年来大肠癌罹患率越来越高，周遭的人也都认为要小心预防，所以也从善如流地做了无痛肠镜的检查。

一般医生在帮患者进行肠镜检查时，如果发现大肠长了息肉就会顺便切除，学长的情况正是如此。没想到做完检查后，回到家半夜感觉身体不对劲，而且浑身冒汗，急呼太太赶快叫救护车，后来在救护车上，血压已降到 75/50mmHg，到院检查后，才知道是息肉切除后的伤口受感染，并因此并发败血症。所幸学长够警觉，及时就医，这才捡回一命。

大部分人都相信：以预防为目的的检查或治疗对健康有益，而生病去看医生，更是天经地义的事，但真的是这样吗?

在美国有 40% 的医疗措施和药品是无效的

多数人以为可以通过积极的医疗行动来保障健康，现实中，我们却时常听到一些相反的事例，像是明明每年都安排体检，却仍突然被宣告罹患癌症，或是接受了手术和治疗，但身体不仅没好起来，反而感觉更糟糕等，这些情况早已引起不少医学界人士的注意。

2013 年，世界医院排名第一的美国梅奥诊所[1]曾发表一项研究指出："40% 现行的医疗措施和药品是无效的[2]。"这项研究一共回顾了 363 篇医疗循证医学研究，发现现行的医疗措施和药品只有 38% 被证明是有益的；另外有 22% 的结果仍不确定；其余 40% 是无效甚至有害人体的。该研究指出的无效医疗措施包括：为了稳定型心绞痛而进行的冠状动脉支架置入手术、停经后女性的激素替代疗法、休克患者放置肺动脉导管、心脏手术中使用的药物如抑肽酶和环加氧酶 -2 止痛药等。

《英国医学杂志》（*British Medical Journal, BMJ*）证据医学中心的调查人员在评估了 3000 种现行医疗措施和药品之后，不仅有同样的发现，结果甚至更令人担忧：无论是治愈还是缓解症状，这些措施与药品当中，只有 11% 确定有效；另外的 23% 为可能有效（见图 1-1）。也就是说，只有三分之一左右的医疗措施被证实能真正帮助我们，其余的部分不仅没有足够的

---

〔1〕梅奥诊所（Mayo clinic），官方中文译名为梅奥医学中心，位于美国明尼苏达州罗切斯特（Rochester），是世界最著名的医疗机构之一，同时也是全美排名第一的医院。
〔2〕资料来源：美国梅奥诊所，2013 年第 88 期，第 790—798 页。

证据可以证明有效，当中甚至还有 15% 的医疗措施被证明不该继续使用，因为这些治疗方法有可能好坏参半或不太可能有帮助，甚至还可能会对人体造成伤害[1]。

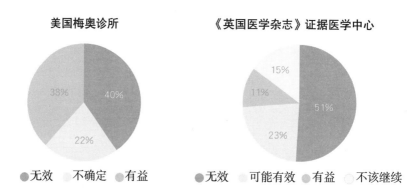

美国梅奥诊所　　　　　　《英国医学杂志》证据医学中心

●无效　　不确定　　有益　　　　　　●无效　　可能有效　　有益　　不该继续

图 1-1　国际知名循证医学中心公告：医疗"瞎忙"指数突破 40%

注：积极检查与治疗就能保障健康？事实上，根据国际知名循证医学中心的研究，现行的医疗措施和药品不仅至少 40% 无效，当中 15% 甚至还可能对人体有害。

为什么美国梅奥诊所与《英国医学杂志》证据医学中心可以指出有些治疗无效，甚至有害呢？这是因为他们都属于循证医学单位，握有充分证据。所谓的"循证医学"（evidence-based medicine, EBM），是指利用科学的方法来获取证据，以确认医疗成效的一种检测。由于立论的依据都必须来自严谨的研究过程，尤其是随机分组、对照、前瞻、双盲的研究方法[2]，所以获得的结果最为中肯、准确。

事实上，过去就有不少广受推崇的治疗方式，被循证医学研究给推翻，

---

〔1〕资料来源：《英国医学杂志证据医学中心临床手册》，2011 年。
〔2〕采取随机分组、对照、前瞻、双盲等实验研究方式，可剔除掉最多影响研究的因素（例如安慰剂效应）。

例如关于膝关节半月板撕裂的运动损伤，过去所有骨科权威一致的见解是得将半月板切除，因此，这个手术在美国每年各地都需要进行几万次。直到有研究通过循证医学的方式，把147个半月板撕裂的患者随机分为两组：一组进行真正的半月板切除手术；另一组在手术室里面，医生把病人的膝盖手术打开之后，什么都不做再缝回去，也就是在病人不知情的情况下进行"假手术"，也就是所谓的安慰剂效应。结果两组经过术后一年的追踪发现：不论有没有切除半月板，根本不影响病人的预后[1]。当然，仅仅一个临床实验无法得出手术无效的结论，但我们不禁要问，已经做过这些手术的上万患者中，有多少是本不需要挨这一刀的呢？

只有同意书，没有保证书：医疗始终存在风险

对于医疗措施与用药，假如只是无效，或许我们还能秉持花钱消灾的心态，问题是，不少医疗措施与用药对人体的影响不但好坏参半，甚至还可能造成伤害。例如在美国过去有不少女性在接受子宫切除手术时，健康的卵巢也被"顺便"摘除，理由是：这些女性已不需要生育，所以不必再保留卵巢，以免日后发现卵巢病变还得再开一次刀。乍听起来像是积极的预防性医疗措施，殊不知这个措施其实会对女性造成极大的伤害！经过美国妇产科医师学会(the American College of Obstetricians and Gynecologists, ACOG)研究发现：摘除卵巢的女性在年老后，因心血管疾病和骨质疏松等相关后遗症造成早逝

---

〔1〕编者按：预后指根据病人当前状况，来预估未来经过治疗后可能的结果。

的比例将大为增加。

对人体可能会造成伤害的医疗措施，同时也包括了用来及早发现、及早治疗的体检，很不可思议吧？而且就算是非侵入性的检查项目，也一样有可能伤害人体。像是近年来广泛地被各大体检中心推崇的全身计算机断层扫描（CT），实际上早有纽约哥伦比亚大学的研究学者发现：进行一次 X 线全身计算机断层扫描的辐射强度，几乎等同于广岛和长崎距核爆中心 2.5km 处所承受的辐射量[1]。

如同投资理财，医疗检查也一样有风险。如本节开头临床案例中我提到的学长，明明是为了保障健康而去做体检，而且摘除大肠息肉算是随肠镜检查就可以做的小手术，没想到会因此差点把命给送了。所以，别再盲目相信"积极检查与治疗就能保障健康"这种观念了，更明智的做法应该是：花点时间了解自己所接受的医疗措施与药物，和医生做充分的沟通并谨慎评估所有医疗行为。唯有如此，才能让医疗成为维护健康的真正利器。

---

[1] 编者按：目前学术界并没有对放射所引起辐射量对人体影响的准确估算，多数风险基于 1945 年在日本核爆后的数值进行推断，本书作者观点仅供参考。CT 检查辐射风险计算参见 www.xrayrisk.com/calculator/calculator.php（美国放射技术协会）。

第二节　早一点知道真相就能避开更多医疗风险

过度检查和不当的治疗也会危害人体健康

你不知道的医疗风险的临床案例

不吸烟的人，如果在体检时发现肺部有肿块但无具体症状，每150个这样的人之中，才会有一个是真正的肺癌患者。然而，一旦发现肺部有一个无症状的肿块，医生很可能仍会要求你，每一年或两年来做一次低剂量计算机断层扫描。

前些年，我的哥哥就是因为在拍摄胸部X线时发现肺部有肿块，于是以低剂量计算机断层扫描随访检查，经过连续两年的复查，确定肿块并没有变大，可认定是良性肿瘤。等到了第三年，当胸腔科医生要求他做第三次的低剂量计算机断层扫描检查时，我提出了反对意见。因为做一次低剂量计算机断层扫描，等于把120张胸部X线一次照完，绝对会增加罹患肺癌的概率。这样的过度检查反而容易导致细胞癌变，更加危险。

7

如果 40% 的医疗措施和药品无效，甚至有害人体，那么意味着临床有将近一半的人过去和现在所进行的是根本没有必要的医疗措施，包括过度筛检和不当的治疗。

药单全收，会让身体付出惨痛代价

医疗的正当性与效益的疑虑，可不是我个人的意见或发现，而是切切实实的研究结果。有些人也许认为："光看一两个大型研究就这么判定，即使这些研究机构在全球数一数二，但似乎也有些断章取义吧？"懂得思考与质疑是好事，如果光是几个小规模研究确实就有待商榷；然而，现在我们所说的是美国梅奥诊所的研究，这是对 363 篇既定医疗循证研究进行的回顾分析，换句话说，它是综合全球 363 个极为严谨的循证医学研究，同时整合多个随机对照实验的数据，进行 meta 分析（meta-analysis）之后所得到的回顾性研究成果，并非单纯只是一个大型的研究而已。

过度检查和不当的治疗也会危害人体健康。此外，过度医疗不仅会导致病人医疗费用剧增，还可能让患者未得其利却深受其害，特别是有些伤害并不只像计算机断层扫描那样是累积增长的，更会对患者的健康甚至生命造成即刻的危害。

例如颈动脉内膜切除术，这是一种预防脑卒中的手术，手术时会把颈动脉中沉积的脂肪移除，以避免供应血液到头颈部的颈动脉阻塞造成的脑卒中。1988 年就曾有研究指出：这项手术有被广泛滥用的倾向，进行这项手术的病人中有 33% 承受的风险大过益处；10% 的手术病人会在 30 天内因脑卒中而衰弱或死亡。

由此可见，过度医疗严重时极可能致命，是病症本身之外对生命的另一项威胁。因此，各国医学界早有不少人士开始关注甚至纷纷提出呼吁，像是美国纽约长岛北岸犹太医疗系统的首席医生洛伦斯·史密斯（Lawrence Smith），就曾明确表示："过度检查和医疗是美国医学最严重的危机！"

对史密斯医生的观点相关验证，包括美国临床肿瘤医学会和美国医师学会等 9 个医学组织所发表的声明："医学界的确存有许多根本就不需要的检查和治疗"，如对一般疾病进行计算机断层扫描（CT）检查；大多数背痛者的初期 X 线检查；为没有心脏病症状的病人在初步评估状况时做心脏负荷试验（出现高危迹象时另当别论）；为 21 岁以下的女性或动过非癌症疾病子宫切除手术的妇女进行宫颈刮片检查；为初期乳癌或轻度前列腺癌患者做骨扫描检查；经常为来日无多的透析病人做癌症检查等。

2008 年 11 月，美国华盛顿特区非营利机构发布了一长串过度使用的处方药、实验室检查、诊断性检查和手术的名单，内容包括：抗生素、X 线摄影、心脏计算机断层扫描（CT）、心脏搭桥手术、背部手术、膝关节和髋关节置换术、前列腺切除术、血管成形术、子宫切除术等，这一长串的医疗黑名单，主要在提醒大家要关注过度医疗对自己健康的影响。

明智选择，才能得到真正需要的医疗

时至今日，减少过度医疗的发生可以说是全球医生的共同课题。首先是在 2012 年，美国内科医学委员会发起了一项"明智选择运动"，鼓励医生与病人共同讨论与排除没有必要执行的医疗服务，并由各个学会自发性提出前五大过度或不建议执行的医疗，供相关单位及一般人参考。目前已有 75 个医生团体、50 个病人团体参与，以加入该活动学会的所属医生数来估算，等于全美有八成的医生参与。

这项活动后来也获得各国医疗界的响应，如加拿大、巴西、英国、法国、德国、丹麦、荷兰、瑞士、意大利、匈牙利、澳大利亚等，以及亚洲地区的日本、韩国、印度等。这些国家都纷纷开始提倡明智选择运动，希望能帮助患者做出更正确、更有效益的选择，以避免过度医疗的潜在危害。

当然，由于这些推动举措才刚起步，所以一般人对其内容并不熟悉，而这也是我撰写此书的目的。毕竟科学证据对于何种药物有效、何种无效常存在不同的观点，所以合理医疗与过度医疗之间，往往很难设立出精准的界限。但只要大家能开始意识到医疗并非多多益善，那么我们就能从自身开始，减少过度医疗对身体可能造成的伤害。

过度医疗，藏在"检查—诊断—治疗—随访"中

有必要吃药、手术吗？了解成因，才能从根本防范

你不知道的医疗风险的临床案例

人们可能会有疑问："为什么过度医疗的比例如此之高？难道凭借着医生的专业水平与医学的进步，无法避免或减少过度医疗的情况吗？全球医学界掀起明智选择运动，既然有那么多医生开始关注，过度医疗的情况应该就会因此减少吧？"

坦白说："很困难！"因为每个人的情况不同，对甲来说是必需的合理医疗行为，对乙来说可能是不必要的过度医疗，很难一概而论。我想这正是"明智选择运动"会如此命名的原因，毕竟自己的状况只有自己最清楚，而医生只能尽力提供专业资讯与技术，协助大家做出对自己最好的医疗选择。

所谓的过度医疗，并非只有过度的治疗，而是从检查、诊断到治疗的整个医疗行为，只要其中一个环节超过实际需求，就可定义为过度医疗[1]。

---

〔1〕美国医学会对过度医疗所下的定义指超过疾病实际需求的所有诊断和医疗行为，包括过度检查、诊断与治疗。

所以，想要防止过度医疗的发生，我认为不能光靠医学界的动员，更重要的是人们本身：除了在进行医疗行为前应多做功课，同时对于导致过度医疗的成因，也应有基本的了解。学习这些知识，有助于在看诊和治疗时，和医生进行对等的沟通，为自己做出明智的医疗选择。至于为什么会有过度医疗这种事情发生呢？不外乎下列两种原因。

【原因1】预防医学被误解与误用

过度医疗之所以会在全球泛滥，主要的原因是预防医学的意义遭到误解与异化。美国曾有人提出："今天泛滥成灾的过度医疗，账要算到美国前总统尼克松身上。"因为在尼克松任职美国第47任总统期间，不仅结束了越南战争，而且还提出了预防保健的政策，支持保健机构对癌症和重大疾病进行预防的政策。

其实，尼克松的预防保健政策并没有错，他的本意是正确的：通过健康教育，把健康的生活方式传输给大家，靠健康饮食、体育运动、不吸烟和不酗酒等方式，来预防疾病发生，发挥治未病的作用。这样的预防医学观念，与中医的上医治未病，中医治欲病，下医治已病相似，只是这种预防医学的观念，后来被误解与扭曲了，不仅演变成早诊断和早治疗的概念，而且在行动上，更是过度依赖各种高科技检查和治疗手段。

这种对预防医学的扭曲理解，实际上是把正常人当作病人来对待，因为早期诊断的基本策略原本是鼓励健康的人去做检查，以此确定他们是不是真的没有疾病，然而，若是用显微镜或放大镜来挑毛病，结果就会变成许多正常人变得"有病"了。

过去，人们就医是因为生了病，但现在有相当多的人就医却是因为害怕生病，想保持健康而进行筛检。这种情况造成本来并无不适症状的人，在过度的筛检结果下却发现自己有问题，于是必须后续检查、吃药、注射与手术，甚至后来必须无休止地定期复查、吃药与注射，期望能恢复健康，而医院的过度治疗，就这么顺理成章地产生并延续了，这也为医院和制药企业带来丰厚的收入。

事实上，在这些本来无不适症状，却通过筛检发现有问题的人当中，有许多是假阳性的检查结果，或因严苛的诊断标准所导致的过度诊断。对这些人来说，这些医疗行为根本是不必要的。然而，由于人们对疾病的恐惧之心，因此就算明知如此，却仍对预防性的检查难以抗拒，特别是当人们以为体检对身体并无伤害时，更会毫无戒心地一直去做检查，殊不知自己踏入了过度医疗的循环中。

即使过度检查对身体的伤害，或许不像过度治疗那样明显而直接，但也会引发多米诺骨牌效应，启动一连串不必要的检查和治疗，以及引发内心的忧虑、怀疑、不安，使身心健康承受难以想象的浩劫。

举例来说，在20世纪70年代，据新闻报道，超过35岁才计划开始慢跑的人，应先去找医生做运动负荷试验，以确保他们开始慢跑后不会死于致命的心脏病发作。然而，后来哈佛大学医学院的汤玛斯·葛雷伯（Thomas Graboys）医生研究后[1]却发现：2000万超过35岁计划开始慢跑的人，在接受了运动负荷试验后，约有10%的人会有假阳性结果，也就是有200万的受试者检查结果虽然显示有心脏疾病，事实上并没有，但是，这些人仍必须接受一连串不必要的检查和治疗。

此外，在运动负荷试验呈阳性反应的受试者中，有200万人会接受心导管手术，其中大约2000人会死于这项检查本身及其并发症；另外，有50万人会做心脏搭桥手术，当中约1万人会因为手术而死亡[2]，还有4000人会因为手术引起心脏病发作，这些都是接受运动负荷试验所带来的多米诺骨牌效应。由此可见，体检对身体的伤害远低于治疗的想法并不正确。

那么，我们该如何纠正过度的检查和治疗呢？ 基本办法有两个：一是停止不必要的检查，如此就能避免后续的过度诊断与过度治疗。特别是有些癌症的前期筛检，因为癌症筛检是最容易引起一连串过度检查和过度治疗的检查项目，而大部分癌症的筛检，其实无法带来任何好处，也就是对于增加存活率、节省金钱、减少身体功能的丧失以及降低住院率等，全都没有帮助，反而还会因此增加心理压力，并导致过度检查和过度治疗，造成额外的伤害。

---

[1] 资料来源：《新英格兰医学杂志》（*New England Journal of Medicine, NEJM*）。
[2] 编者按：随着技术不断进步，心脏搭桥手术死亡率也大为降低，本文数据来自上文所引用文章的统计推算，不能作为当前中国临床实际情况的判断依据。

国内外皆有大量的临床调查显示：癌症患者约有三分之一是死于过度治疗，而非死于癌症本身。而即便是假阳性的检查结果，也必须继续通过一连串不必要的影像学或切片检查才能确认。所以，只要能先停止不必要的检查，就能远离过度医疗的伤害。

另一个方法是提高检查结果的门槛，进而降低过度诊断。美国华盛顿大学的琼·艾尔莫博士，以及哈佛医学院的苏珊娜·弗莱切博士，就曾提出了一种减少对乳腺癌过度诊断的方法，她们调整了乳腺X线检查结果的异常阈值，同时，先严密观察已经确定的病变，而不是立即切片。通过提高筛检的门槛，来降低不必要的检查与治疗。这个方法虽然主要是由医生进行判断，但一般人不妨先收集了解医疗资讯，再与医生讨论，例如胆固醇指数超标，其实未必真的有问题，即使真有问题，也不一定非得吃药（详见第94页）。只要对每一个医疗行为更谨慎地把关，自然就能减少过度医疗的发生与对人体的伤害。

【原因2】高科技仪器"神话"的误区

时至今日，抗生素、微创外科、器官移植、辅助生殖技术、基因疗法、干细胞治疗等医疗技术已经大幅改变了人们对健康和医疗的看法。与此同时，X线、超声、心电图、磁共振成像、计算机断层扫描、反射型计算机断层显像（ECT）、正电子发射断层显像和心脏除颤器等高科技仪器，也成为今天人们检查和治疗疾病的常见设备。随着医学科学的发展以及检查、治疗技术的提升，"科学至上论"开始深入大众与医疗从业者的内心，越来越多人相信：尖端技术可以检查和治疗一切疾病。因此，也使得利用高科技、新技术的过度检查和治疗迅速地流行起来。

以心脏除颤器为例，相当多的心脏科医生和病人都相信：心脏除颤器可以治愈心血管疾病。心脏除颤器的作用是通过电击，让不规则跳动的心脏恢复正常心率，可降低心脏骤停病人的死亡率。美国前副总统切尼在2001年安装心脏除颤器，更发挥了示范作用。然而，美国国家心肺血液研究所的一项调查显示：美国每年有大约10万人接受除颤器手术，但事实上，有些心脏病病人根本不需要植入这样的设备，因为这项技术对九成心律失常患者并没有效果。

研究人员查阅了2006年1月至2009年6月期间，在美国1227家医院接受除颤器手术的111707名病人的情况，试图了解医生是否遵守专业委员会对安装心脏除颤器的指导原则，结果发现：超过2.5万名病人的情况不符合指导原则，也就是22.5%的患者根本没有必要安装除颤器。

对此，参与这一研究的美国杜克大学医学副教授萨拉·阿尔卡迪表示：心脏除颤器只适用于已发生过心脏骤停的病人，刚出现心脏病的人并不适合安装。虽然这些病人有的最终可能依然需要使用除颤器，但其中有30%~40%并不需要。无谓的手术，不但让病人花费更多的手术费，甚至可能连带受到不必要的伤害和生命风险。

【原因3】 "白色巨塔" 中潜在的名、利纠葛

导致过度医疗的成因之中，无可讳言的，就是"白色巨塔"——医疗系统中的名、利纠葛。所谓的"名"，也就是整个医疗系统最顶端的意见领袖，诸如各大教学医院、大学里的主任、教授，或是知名且有影响力的医生，这些人的"个人看法"常会左右患者与年轻医生的医疗方向，却未必绝对正确或适用于所有状况。所以，有些患者常会因此受害。

还有另一种与"名"有关的状况，就是许多人对名医的疑惑，以为"有名"等于"医术好"。实际上，一名医生无论是"著作等身"还是桃李满天下，都不等于他会开刀或会照顾病人。比如北方一家著名的医院，有一位外科主任，他的手抖得很严重，根本没办法开刀，不过由于他是很有名的教授，所以找他动刀的患者络绎不绝，殊不知每次手术其实都是由助手医生执行的。还有一位是一般的外科教授，他做乳腺的手术，不是造成感染，就是发生其他器官的并发症，甚至有人因此死亡。这些情况一般患者可能无从知晓。

当然，我们也不需要夸大这种现象，像是在某市一所知名的医院，过去曾有一位在医学院名列前茅的医生，在毕业后进入该院的心脏外科，每每执刀，患者总是非死即伤，因此多次遭受医院停止开刀的惩罚。然而，这个状

态始终没有改善，就这样过了 20 年，直到新院长上任后，才决定请这位医生离职。像这位有气魄，愿意一举解决拖延多年问题的院长，就让我深感佩服，而这样的医界清流，也绝对还有不少，只是一般民众很难分辨。

想预防过度或不当的医疗，就必须对医学界存在的各种"不良现象"有基本的了解，才能不被名医的称号左右你的医疗决定。

至于"利"，当然就是"利益"。虽说医疗不是慈善事业，必须要有一定的收入才能维持营运，然而若是以赚钱为主要目的，过度追求利润，那么过度和不当医疗的发生就无需意外了。像是近年相当流行的计算机断层扫描（CT）检查，就常在一般疾病或健康筛检时被广泛使用，原因就在于：这种仪器的价格很高，必须使用到一定的频率才能产生效益。当然，这项检查的收费也高，所以若能持续高频率地使用，就能有极佳的收益。

然而对大众的健康来说，计算机断层扫描（CT）有很高的风险，像是做一次心脏冠状动脉的计算机断层检查，放射量就相当于拍了 750 次 X 线胸片。对那些不需要做这种检查的年轻人（尤其是年轻女性）来说，不但没能起什么作用，还会带来癌症风险。所以，最好只在必要关头进行，例如：有高度怀疑病情必须进一步确诊，或是已经确诊必须进一步了解病情时才使用。

类似的情况还有很多，像是美国癌症协会医疗总监就曾公开表示："一次免费的前列腺癌筛检，可以为医院带来约 5000 美元的收益。"即使舍弃筛检本身所带来的业务收入，筛检之后众多得到"阳性"与"假阳性"检查结果的病人，也需要进一步进行影像学检查、组织检及切片检查甚至手术治疗，而这些步骤都能为医院带来丰厚的收入。

第四节 注意避免过度医疗

多筛检才安心、多吃药才有效吗？当心错误观念拖垮健康

你不知道的医疗风险的临床案例

临近中午，某大学医学中心药房不仅座无虚席，连周遭走道也都满是排队领药的人潮，而药房墙上的号码灯已跳过上千号。一位老伯伯好不容易领到了药，手上7个药袋钉在一起鼓得满满，不过这还只是心脏病的用药而已。接着，老伯伯还要拿慢性病的处方去领糖尿病的药，下午还会再来拿治疗肾脏病的药。

邻居王奶奶的情况也不遑多让，已经70岁的她，有心脏病、糖尿病、青光眼和过敏性鼻炎的问题，一个月看4个门诊下来，满满4大包的药，除了每天得打两针胰岛素、早晚得各滴一次眼药水之外，还有11种口服药，有些早晚吃，有些三餐吃……算一算，每天得吞下将近30颗药。

以上的情况，许多人应该都不陌生，特别是慢性病患者，早已习惯拿药一把一把地吞。但是，这么多的药，真的都是必要的吗？拖垮健康的推手到底是谁？

【推手】看病成"瘾"：大众太捧场，推动过度医疗

看病成"瘾"应该不难想象，就像有位 75 岁的老奶奶，2015 年骨折住院，因身上带着一大包药袋，引起护理人员的注意。一问才发现：老奶奶罹患 7 种慢性病，又在不同的医院就诊，把药摊开来算一算，总共有 25 种药品，老奶奶一天得吃 41 颗药，可怕的用药量连医生都吓了一跳。最后各科医生会诊，帮老奶奶删除重复的药，一天剩下 9 颗，换句话说，其他 32 颗药都是多余的。

杜绝药物的滥用最重要的还是患者本身的就医态度，因为绝大多数的患者都有一种"没开药的话，来医院就毫无意义"的心态。不仅如此，有些人认为只要采用先进的诊断和治疗手段，就可以快速查出并治好疾病，因此，有时在医生触诊或使用超声检查后，即使医生告知检查结果没有异常，患者还会主动要求再用高科技仪器做进一步的检查确认，最后医生为了避免医疗纠纷，也不得不妥协，于是就这样造就了过度医疗和检查。

我认为在亚洲地区这种必须通过吃药、检查等实际行动才能获取安全感的观念很常见，所以，过度医疗在亚洲社会已经成为一种普遍的现象，而且范围甚至扩展到心理咨询与精神治疗领域，只不过这一领域中的过度医疗行

为较为隐蔽而已。

举个例子，在中国，心理咨询机构对前来求助的心理咨询者，往往一开始就给予多种心理测量表来进行测试，然后根据测试所得的数据，把咨询者诊断为抑郁症、人格障碍、精神病等，这也是过度检查的表现。

更严重的是，专家会把一些情感障碍说成是人格障碍，而把一些人格障碍判断为精神疾病，于是接着便顺理成章地进行过度的治疗。这样的结果，可能会使医疗方获得巨额的利润，并害得求助者陷入真正的心理危机，增加医患的矛盾，让一些原本只是一时出现情绪问题的人，认为自己确实有心理疾病，得接受长时间的治疗措施。有些人可能因此万念俱灰、抑郁终生；有些人则因药物而更加精神不济，最后没病也弄出病来。

因此，近年来我时常呼吁大家跳出"医疗多就是好"的误区，人们必须认清：所有的医疗行为都可能造成伤害。我们都应该更明智地了解自己正在接受何种医疗行为，才能聪明地自我保护，让医疗成为真正帮助我们健康的利器，而不是残害身体的帮凶。

第二章

医院常见的4种检查应慎重

第一节

医院常见的检查应慎重 1【定期健康体检】

医学影像检查：X 线、计算机断层扫描（CT）、正电子发射断层显像（PET）

为防癌冒着致癌风险做检查？请重新检视你的体检方案

过度影像检查，无法降低死亡率，反而可能提高致癌率

你不知道的医疗风险的临床案例

50 岁的吴先生，由于家族有癌症病史，因此在体检中心人员的建议下，每年体检时，都会进行全身正电子发射断层显像合并计算机断层扫描筛检。55 岁那年，检查结果发现他的肺部有异常，但由于病灶尚不明显，医生建议继续随访。半年后进行复查时，发现肺部有一个直径 1.2cm 的恶性肿瘤，所幸发现得早，因此只做了切除手术，不必再做化疗追踪。

为此，吴先生觉得自己很幸运，还好每年体检都有做全身正电子发射断层显像和计算机断层扫描等高阶的影像检查，才能及早发现肺癌。但这真的是影像检查的功劳吗？

24

【真相 1】定期体检比例上升，但死亡率并未降低

随着健康意识提升与医学影像学的迅速发展，近年来，许多人不仅开始定期体检，而且体检时还愿意花上数万元，接受计算机断层扫描（CT）、正电子发射断层显像（PET）等高阶影像学的筛检，希望通过这些精密的检查，能够及早发现病灶、及早治疗以保障健康。也因此，临床上有不少人像前述临床案例中的吴先生，在连续几年的体检之后，"终于"发现癌症病灶，并且为此庆幸：还好有自费做这些精密检查，才能及时接受治疗。

然而，很多人并不知道，定期体检的比例虽然增加，但死亡率并没有因此降低。2007 年包威尔医生在美国《内科学年鉴》发表过一篇文章指出，在定期的体检中，只有宫颈刮片检查及粪便隐血检查，有前瞻随机对照的研究可以证实其益处；其他的检查如乳腺 X 线、癌症筛检等，则看不到增加存活率、节省金钱、降低失能、降低住院率等任何好处。

2012 年，《英国医学杂志》也有一篇循证资料库的分析，在总死亡率部分一共分析了 9 个随机对照的研究，人数超过 15 万人，同样也无法看出定期体检能够增加存活率；而在心血管疾病的死亡率与癌症死亡率方面，则综合了 8 个随机对照研究，分别对 15 万人与 13 万人进行分析后，一样看不出任何存活率的优势；此外，还有一个综合 16 项研究的分析，共包含了 18 万名在 65 岁以下的成年人，调查定期体检是否有助于降低癌症死亡率、心血管疾病死亡率和总死亡率，结果答案一样是否定的。

由此可知，事实和大家所以为的相反：定期体检并不能保障健康，我们

的寿命也没有随着定期体检的比例增加而延长。

【真相 2】最普遍的 X 线检查，被美国列为危险致癌物

假如只是没有效果，那么定期做体检"花钱求心安"也就罢了。问题是，有些检查（尤其是影像学检查），甚至还会增加受检者罹患癌症的风险！ 以使用最普遍的影像学检查 X 线为例，美国国立卫生研究院（NIH）在 2005 年把 X 线纳入已知致癌物的清单中，指出 X 线可能会导致乳腺癌、肺癌、甲状腺癌以及白血病。为此特别警告需要进行 X 线等影像学检查前医生必须谨慎评估，因为这样的检查措施危险性可能远超过好处[1]。

X 线被美国国立卫生研究院视为危险致癌物，即使是治疗需要时，也得谨慎评估使用。但现在 X 线却常被安排作为一般定期体检的项目，其目的是为了要及早筛检出癌症。 殊不知这么做非但无益，反而有害健康。 例如常被用来筛检肺癌的胸部 X 线，其实早在 20 世纪 70 年代就已有研究发现：胸部 X 线并不能及早发现吸烟者的肺癌问题，接受此筛检的人，死亡率和未接受筛检的人相同。

此外，1990 年时，欧洲学者募集了超过 7000 位男性志愿者，调查年龄、病历、吸烟量、职业、住址等资讯后，随机分为两组：一组在 3 年内每年接受两次胸部 X 线肺癌筛检；另外一组则完全不接受任何胸部 X 线检查。结果发现：接受定期胸部 X 线检查的受检组，在 6 年间的死亡人数是 85 人；

---

[1] 编者按：美国国立卫生研究院在 2017 年向科学界发布了超过 10 万张来自 3 万多名患者的胸部 X 线图像及相应数据。该机构同样指出如果使用得当，X 线检查诊断的益处明显大于风险。参见 www.nibib.nih.gov/science-education/science-topics/x-rays。

可是不做 X 线检查的对照组，死亡人数只有 67 人。

我个人也有相关经验，1985 年，我在台湾荣民总医院当实习医生的时候，荣民总医院的胸腔部也执行了一个类似的研究计划，有很多病人都是老烟民，属于肺癌的高风险人群，这项研究就是把这些病人分成两组：一组每半年照一次胸部 X 线；另外一组不做此项检查。结果也类似欧洲学者的结论：反复接受 X 线肺癌筛检的那一组，死亡率不低反高。

由此可知，胸部 X 线不仅无法有效筛检出肺癌，甚至还可能是引发肺癌的帮凶。一般健康的人，我也不建议在定期体检时，随意将 X 线列为常规的例行性检查。

【真相 3】一次全身计算机断层扫描，几乎等于核泄漏的核电站附近居民 1 天承受的辐射量[1]

让人极为担心的现实趋势是：随着影像学的迅速发展，近年来计算机断层扫描、正电子发射断层显像等高阶影像学检查常被过度滥用，使用频率皆呈倍数增长。这些检查除了被用于诊断，还常被拿来作为每年体检的工具，最近甚至流行合并使用，例如同时进行全身正电子发射断层显像合并计算机断层扫描检查，以期能早期发现癌症。然而，没有人提醒受检者这一项检查的风险：这样的检查所带来的辐射量，几乎等于隔着一站地铁的距离，在泄漏的核电站附近站了 1 天所承受的辐射量。

---

〔1〕编者按：目前学术界并没有对 CT 检查所引起辐射量对人体影响的准确估算，多数风险基于 1945 年在日本核爆后的数值进行推断，本书作者观点仅供参考。CT 检查辐射风险计算参见 www.xrayrisk.com/calculator/calculator.php（美国放射技术协会）。

这些高科技影像学检查即使不合并使用，每一项单独检查也都具有相当的风险。以计算机断层扫描（即 CT）为例，它是通过数百支 X 射线扫描人体，输入计算机后所产生的高清立体影像，一次心脏冠状动脉 CT 检查，放射量相当于拍了 750 次胸部 X 线；而全身计算机断层扫描，就像是用 X 射线绕着患者旋转拍摄数千次，对人体的伤害非常大。特别是对那些不需要 CT 检查的年轻人（尤其是年轻女性），或原本身体就很健康的人来说，接受检测的意义不大，却会带来致癌风险。

纽约哥伦比亚大学医学中心（Columbia University Medical Center）放射肿瘤科和公共卫生学的教授大卫·布连那（David J. Brenner）医生研究发现：只要进行一次全身计算机断层扫描，身体所受的辐射，跟广岛和长崎距核爆中心 2.5km 处所承受的辐射量几乎相同。在接受一次全身计算机断层扫描的 45 岁成人中，每一万人就会有 8 个人因此引发癌症而死，这个比例远大于交通事故死亡的概率[1]。假如把全身计算机断层扫描当成体检工具，每年进行一次，则 30 年后的患癌概率，将会攀升到 1/50，也就是每 50 个人之中，会有一个人因此患癌死亡。

除了辐射风险，计算机断层扫描还容易造成过度诊断与过度治疗。根据

---

〔1〕编者按：普通人一般每年接受环境辐射在 1~2mSv（毫西弗），一次 CT 检查的辐射量根据扫描部位和强度不同，一般在 2~15mSv 不等，虽然数值上看远超过了一年正常的辐射剂量，但只要不频繁进行 CT 检查，一次正常扫描造成的损伤，人体是可以自我修复的。仅一次 CT 扫描的辐射就造成细胞变异并能传代下去引发癌症其实是十分不容易的，可能性极低。文章中提到的概率为本书作者所持观点，尚未被循证医学所证实，仅供参考。

美国梅奥诊所的林德尔研究小组针对连续 5 年每年接受胸部 CT 筛检的高风险人群进行研究，对新增和既有肺癌的患者病灶，进行大小、形态、位置、形态改变和生长速率等各项指标进行评估，结果显示：应用胸部 CT 筛检肺癌的高风险人群，尤其是女性患者，可能会引起肺癌的过度诊断，进而导致过度治疗。因为过度诊断而发现的癌症，通常属于只要不接受筛检，一生都不会出现临床症状的情况，然而一旦被筛检出来，势必多数都会采取手术、化疗等各种治疗，对身体非但不会有任何益处，反而还会造成严重的伤害。

当然，这并不是说计算机断层扫描等高科技影像学检查没有价值，而是应该只在必要时才使用，例如临床上有患病的高风险，或是要进行癌症分期时，就可以使用这类检查工具来确认病灶。假如本身没有症状，只是为了保障健康，而拿它作为每年定期体检的筛检工具，浪费了金钱不说，对身体健康与生命所造成的威胁，恐怕才是更大的忧虑。

想保障健康，请谨慎体检与医疗咨询

定期体检的比例增加，但死亡率并没有降低。面对这个事实，我们究竟该如何才能保障自己的健康呢？我建议先从自己的日常生活着手——确保饮食与环境安全，给予身体足够的滋养（营养、睡眠、运动），并且掌握自己身体细微的症状变化，此外，谨慎体检，再搭配可信赖的医疗咨询，如此一来，就能为自己打造良好的健康方程式，让健康更有保障（见表 2-1）。

表 2-1　守护健康方程式

生活健康管理+个人需求检验项目	
·居住环境卫生安全	
·营养、睡眠、运动	·体检+医疗咨询
·关心身体细微的症状变化	·依个人身体情况增加检测项目

【方法 1】谨慎体检与癌症筛检

定期体检虽然没有降低死亡率，但这并不表示它完全没有用，只要我们调整心态，不过度（检查的项目与频率要适度）、不迷信（体检的结果只能作为参考，生活中仍须懂得关注自己身体状况的变化），其实就可以让定期体检成为确保健康的好工具。

《关于规范健康体检应用放射检查技术的通知》[1]

（1）健康体检应用放射检查技术应当事先在体检方案或体检表中告知受检者该项检查的目的和风险。严格控制放射检查频次和受照射剂量，一般每年在健康体检中应用放射检查技术不超过 1 次。

（2）健康体检应当优先使用普通 X 线、CR（计算机 X 线）；有条件的地区，推荐使用 DR（数字 X 线）取代普通 X 线和 CR 检查。健康体检不得使用直接荧光屏透视；除非有明确的疾病风险指征（如年龄在

---

〔1〕编者按：该文件于 2012 年 12 月 12 日由原卫生部食品安全与卫生监督局发布，编号为〔2012〕148 号，此处节选部分内容。

50 周岁以上并且长期大量吸烟、心血管疾病风险评估为中高风险等），否则不宜使用 CT（计算机断层扫描）；不得使用 PET（正电子发射体层显像）、PET/CT（正电子发射计算机体层显像）、SPECT（单光子发射计算机断层显像）和 SPECT/CT。

（3）医疗机构应当为受检者配备必要的放射防护用品，对非投照部位采取必要的防护措施；严格控制照射范围，避免邻近照射范围的敏感器官或组织受到直接照射；对育龄妇女腹部或骨盆进行 X 线检查前，应当确定其是否怀孕，不得对孕妇进行腹部或骨盆放射影像检查。检查中除受检者本人外，不得允许其他人员留在机房内，当受检者需要扶携或近身护理时，对扶携和护理者也应采取相应的防护措施。

【方法 2】增加超声检查，掌握结石、囊肿、水泡、肿瘤变化

以一般成人预防保健的检查项目作为基础，建议还需要增加超声检查，可以更完善地为自己的健康把关。所谓的超声波，是指人类耳朵无法听到的声波，通常人类耳朵可听到的声波频率范围在 20~20000Hz，所以比 20000Hz 更高频率的声波，就叫超声波。而超声检查，就是以振荡器发出超高频率的声波穿过人体，由于身体不同的组织对声波的反射程度不同，因此只要收集这些反射波，再经由电脑的精密计算，就能呈现出体内组织的构造，提供医生诊断时所需的信息。

超声检查虽然也属于影像学检查，但应用的是声波，没有辐射，并不会对人体产生细胞突变等伤害，所以可以广泛应用于对辐射很敏感的组织（例如胎儿），是一种相当安全、没有侵袭性、短期内可多次检查的仪器。此外，超声检查虽然有其限制，像是超声无法穿透骨骼及空气，所以对骨骼内的病变、内含空气的消化道（胃以及大肠、小肠）与呼吸道（肺及气管等）较难进行检查；不过，超声检查对结石、囊肿、萎缩、变形、积水、水泡、肿瘤及阻塞等形态方面的问题，有很高的特异性与敏感度，因此，可用来检查的器官和组织不少。体检时，我们常会看到依照检查部位的不同，将超声检查分为腹部超声、乳房超声、心脏超声等项目（见表2-2），大家可针对个人需要进行选择。

表2-2 超声检查的种类及试用对象

	检查肝（含肝内胆管及血管）、胆囊、胰、脾、肾，以及腹腔大血管和淋巴结等器官或组织，可确定是否有以下病变：
腹部超声	·肝：弥漫性病变（肝硬化、脂肪肝、弥漫性肿瘤），局限性病变（恶性及良性肿瘤、囊泡、脓肿），肝内胆管肿大（结石或肿瘤造成胆管阻塞）以及肝内血管病变（肿瘤栓塞）。 ·胆囊：胆结石、胆囊息肉、胆管结石、急性及慢性炎症、癌。 ·胰：恶性及良性肿瘤、急性及慢性炎症。 ·脾：脾肿大、局限性病变（恶性及良性肿瘤、囊泡）。 ·肾：肾结石、肾囊肿或肾肿瘤。 ·腹腔内大血管：主动脉夹层、下腔静脉阻塞或狭窄。 ·淋巴结：淋巴结肿大 建议对象：所有人

乳房超声	由超声影像检查乳房是否有纤维囊肿、肿瘤或其他异常病变，假阳性的比例低，只要再配合触诊，就能达到很好的筛检效果，而且安全性远高于乳房X线。对于年轻的东方女性而言，是一项优秀的乳房疾病筛检工具
	建议对象：成年女性
妇科超声	又称女性骨盆腔超声，可检查子宫、卵巢等器官是否有病变，如子宫肌瘤、子宫内膜增厚、子宫内膜癌、卵巢囊肿、卵巢癌等
	建议对象：成年女性
颈动脉超声	检查两侧颈动脉血管壁的表面与内部，了解血管有无狭窄、阻塞以及动脉粥样硬化出现，可评估流入脑内的主要血管状况，并了解血管病变的程度，是预防脑血管疾病（如脑卒中）与周边血管病变（如间歇性跛行、静脉梗阻）的重要检查项目
	建议对象：所有人
心脏超声	利用声波的反射，检视心脏各个腔室的大小、肌肉的厚薄、收缩舒张功能的好坏、心脏瓣膜的活动情况（是否狭窄或是关闭不全），进而进行心脏结构和功能的评估
	建议对象：有心脏杂音、胸闷、心律不齐、心悸、呼吸困难等情况，以及诊断有高血压、心脏病及心绞痛的患者
前列腺超声	方法是将超声波探头放入直肠内，由直肠中测量前列腺大小和形状，为检查前列腺的新利器
	建议对象：尿频（尤其是夜晚），排尿有疼痛感或灼热感，尿流量小或间断，射精时疼痛，以及有排尿困难、无法憋尿、无法排尿、血尿或精液里带血等问题，或是下背部、臀部或大腿上段经常性的疼痛或僵硬者

【方法3】新形态云端医疗：手机 APP 线上问诊

当身体出现不同以往的征兆，许多人常有一箩筐的问题想问，却又怕因此就医会被认为是小题大做，不然就是苦恼着不知道该找哪一位医生。我认为平时最好能建立可信赖的医疗咨询通道，像是固定的家庭医生，或是善用网络的线上医疗咨询，都是可行的方法。

我注意到一个现象，以前在门诊时，有的病人早上六点多来挂号，下午一点半看到我，进来告诉我体检报告检查出有一颗 0.4cm 的结石，我却只能告诉他："对不起，你要改挂泌尿外科。"这样一句话就结束了问诊，让我心里着实不安。

病人花了半天时间等待，结果挂错科，其代价除了时间和门诊费，还得包含请假、交通停车等的成本，算下来至少得花上百元，除了时间与金钱，同时还要冒着被医院其他病人感染的风险，实在是劳民伤财又危险。这种常见的问题，其实只要通过网络的线上医疗咨询，就能获得大幅的改善。

很多远程医疗咨询平台可以应用传统医院的就诊方式，先行挂号，再以视频电话的方式问诊咨询，不用再因为忍耐而造成延误病情，也不用因为担心而立即请假去看病。可以先咨询之后，再依照医生的建议，看看是否要去医疗机构做进一步诊察治疗，而就诊后若有护理或保健疑问，一样可以通过这个咨询通道，及时且有效地得到医生的专业解答。

生于"透析大国"，你该学会看懂肾脏健检报告

面对肾脏病这种常见病，健检报告中最要注意的就是"肾小球滤过率（GFR）"的数值。GFR 是目前医界用来做肾脏病分期的重要指标，只要运用抽血检验出的肌酐（Cr），再依据年龄、体重、性别等条件就可以自行推算，非常方便。

肾小球滤过率的计算公式很多，且成人与儿童不同，成人最常使用的计算公式为 MDRD 和 Cockcroft-Gault 两种，一般认为前者比后者更准确，尤其是对老年人和肥胖的患者。不过，MDRD Study 公式用在第 1 期慢性肾脏病患者身上，容易低估肾小球滤过率；而用在慢性肾脏病第 4 及第 5 期，反而会高估肾小球滤过率。另一方面，Cockcroft-Gault 公式计算简单，随时可以自行换算，且误差仍在可接受范围（但肾小管也会分泌肌酐，所以可能高估），因此还是值得参考，读者可自行选择方便的公式计算（见表 2-3、表 2-4）。

表 2-3　肾小球滤过率（eGFR）计算公式

成人	简化 MDRD 公式
	♂男性：$186 \times$ 肌酐（mg/dl）$^{-1.154} \times$ 年龄$^{-0.203}$
	♀女性：$186 \times$ 肌酐（mg/dl）$^{-1.154} \times$ 年龄$^{-0.203} \times 0.742$
	Cockcroft-Gault 公式
	♂男性：（140−年龄）$\times$ 体重（kg）／〔$72 \times$ 肌酐（mg/dl）〕
	♀女性：（140−年龄）$\times$ 体重（kg）／〔$72 \times$ 肌酐（mg/dl）〕$\times 0.85$

Schwartz 公式

0.55 × 身高（cm）/肌酐（mg/dl）

儿童

Counahan-Barratt 公式

0.43 × 身高（cm）/肌酐（mg/dl）

注：目前肾功能检查报告常可以看到 eGFR，让人疑惑到底和 GFR 有何不同，其实基本上两者指的都是"肾小球滤过率"，只是由于 GFR 一般是用公式换算得来，等于是种估计值，所以才在 GFR 前加上 e，也就是 estimated（估计）的意思。

表 2-4　由 GFR 判断肾功能 & 肾脏病分期

病程	GFR 数值	慢性肾脏病分期
第1期	>90ml/min	肾功能正常但肾脏有损伤者
第2期	60~89ml/min	轻度慢性肾衰竭
第3期	30~59ml/min	中度慢性肾衰竭
第4期	15~29ml/min	重度慢性肾衰竭
第5期	<15ml/min	终末期肾脏疾病

注：正常的肾小球滤过率 GFR 为 100~120ml/min·$(1.73m^2)^{-1}$，滤过率越小就代表肾功能越差。美国肾脏病基金会以肾小球滤过率为依据，将慢性肾脏病分为 5 期。

至于儿童的肾小球滤过率，临床上最常用的公式是 Schwartz 公式和 Counahan-Barratt 公式，两种计算方式都有一定程度的误差存在，尤其在肾小球滤过率较低时，Schwartz 公式可能会有较大的误差，这一点必须注意。

医院常见的检查应慎重2【心血管检查】

为预防脑卒中或心肌梗死，接受心血管计算机断层扫描

无论是新仪器、非侵入性还是医生推荐的检查，都不等于最佳医疗选择

美国预防医学工作组呼吁：无症状的健康人，不应做心血管计算机断层扫描

你不知道的医疗风险的临床案例

50岁的李先生最近偶尔感到胸闷，因此考虑做检查。就诊时，医生告知现在有256层螺旋CT，只要躺着照几秒钟，就可以通过影像查看血管状况，于是他欣然同意，检查后也确定一切正常。

后来，他认为预防胜于治疗，毕竟自己已经中年，实在应该多注意健康状况，于是就将这项检查纳入每年的定期检查项目，而且随着医学科技进步，还将原来的256层螺旋CT，逐年升级为320层、640层，后来还真的通过640层螺旋CT，诊断出心血管狭窄的情况。这让当时刚发现肾病变的他感到十分庆幸，还好每年都有做检查，才能及早发现、及早治疗，否则心脏病可不比肾脏病，万一突然心肌梗死，那就不好了！但这真的要感谢那台640层螺旋CT吗？

名人心肌梗死的事件常常登上报纸的头条版面，而且心血管疾病在中国人十大死因中名列前茅，是最常见的危及性命的疾病之一，而及早发现并进行生活方面的健康管理和治疗，确实可大幅降低死亡率。因此在大众的恐慌心理以及医院的宣传的推波助澜下，心血管计算机断层扫描检查，也就如雨后春笋般蓬勃崛起，许多人甚至将它纳入预防性的定期检查项目，希望及早发现，保障健康。但这么做，真的比较好吗？

心血管计算机断层扫描不具侵入性，但会伤肾与辐射致癌

所谓的心血管计算机断层扫描，是利用不同角度的 X 线透视人体，再将影像经过电脑处理、堆叠后，成为新的立体影像，患者只要平躺在机器内，等待侦测探头旋转结束，仅需数十秒的时间，就能得到身体内部的切面图像，完成检查。

而所谓的"层"数，代表断层扫描仪上的侦测探头转一圈后，可得到的层面图像张数。例如"64 层"表示探头转一圈，可以得到 64 张切面图像，数字越大，得到的图像越多，重组后获得的影像就更为完整精确。然而，由于心脏持续跳动，冠状动脉管径也因此不停变化，所以心血管计算机断层需要的影像处理也较为复杂。

传统的断层扫描仪旋转一圈，所得的切面图像不够多，无法清晰显示心血管的内部情况；后来仪器技术虽进化至 16 层、40 层、64 层，也仍有条件限制，于是计算机断层扫描仪才会有进化到 256 层、320 层甚至 640 层，目的就是要在心脏跳动的过程中，能准确地拍摄心脏与血管的影像，以确定心脏与血管是否有狭窄或严重钙化的问题。

从表面上看心血管计算机断层扫描不具侵入性（然而具有放射性），受检者只要平躺在机器内，等待侦测探头旋转结束，仅需数十秒的时间，就能得到身体内部的切面图像。相较于过去要确切知道心脏与血管是否有狭窄、阻塞所必须进行的心导管检查[1]，心血管计算机断层扫描确实是诊断、治疗冠状动脉性心脏病的好工具。但问题是，这项检查其实只适用在疾病确诊后的进阶检查，并不适合作为一般体检项目。

首先，美国预防医学工作组建议[2]：无症状的健康人，不应进行以下3种心脏筛检测试，分别是：心电图（ECG），运动跑步机测试（ETT）和电子束计算机断层扫描（EBCT，即心血管计算机断层扫描），他们不仅不推荐，甚至还认为这些检查的危害大于好处。

2011年7月《内科档案》的研究[3]也指出：与那些未接受常规筛检的人相比，进行心脏扫描的人有较高的可能接受更多药物和更多手术，但他们不曾因为这些检查和治疗而得到更健康的身体。还有一项前瞻性研究，收纳了一千多名以心血管计算机断层扫描作为健康筛检项目的韩国人，研究小组将这些人与进行标准健康体检（未进行心血管计算机断层扫描）的一千名条

---

[1] 心导管检查时会将导管从腹股沟、颈部或手臂的血管穿入，沿血管进入心脏，是一种侵入性的检查。

[2] 美国预防医学工作组，属独立、非政府、非营利性的医疗组织。

[3] 资料来源：Impact of coronary computed tomographic angiography results on patient and physician behavior in a low-risk population。作者：J.W.McEvoy。来自期刊 *Archives of Internal Medicine*（*Arch Internal Med*），2011年第171（14）期，第1260—1268页。

件匹配的人比较，跟踪一年半后发现，两组的健康状况并无差异。

然而在这个研究中，约有 20% 经心血管计算机断层扫描的健康患者，被告知他们的动脉有胆固醇沉积（也称为动脉粥样硬化），这些人因此服用了更多的药物〔阿司匹林和他汀类（Statins）药物〕，做了更多的检查；有些甚至因此做了心脏搭桥手术或血管支架植入（将微小的支架插入动脉，以保证动脉开放）等各种心血管手术，然而经过一年半的观察，这些人并没有因此变得更健康。

此外，美国心血管 CT 学会（SCCT）也要求医生：不要随意对没有相关症状的患者进行心血管计算机断层扫描。因为没有相关症状的患者若接受心血管计算机断层扫描，顶多只能确认患者冠状动脉里钙沉积程度的钙化分数（agatston score），但进行心血管计算机断层扫描时，需要注射"造影剂"才能看到血流的分布，而造影剂不仅会对心脏造成多余的负担，而且还有许多副作用，例如药物过敏，以及因造影剂所造成的肾功能下降（使用的含碘造影剂可能导致肾衰竭）等，应谨慎使用。同样的，美国核心脏病学会也表示：不可以对没有相关症状的患者实施心血管计算机断层扫描。

事实上，我认为没有相关症状的人不应进行心血管计算机断层扫描，还有一个不容忽视的原因，那就是辐射风险，因为心血管计算机断层扫描必须在注射造影剂后重复进行摄影（640 层表示探头转一圈，可得 640 张层面图像，也就是 640 张 X 线图像），所承受的辐射量自然更强。普遍来说，计算机断层的辐射量为 1~10 mGy，而即使层数不高的心血管计算机断层扫描，辐射量可能也有 100~1000 mGy。这样的辐射量远高于国际放射防护委员会设定每人每年接受的辐射量标准（1mSv，约等于 1mGy）[1]。由此可见，一次心血管计算机断层扫描会对身体造成多大的负担。

害怕心脏病找上门？ 调整生活方式就对了

心血管计算机断层扫描虽然不具侵入性，但检查过程必须使用造影剂与 X 线，不仅会给肾脏造成很大的负担，还会因为过量的辐射照射导致患癌风险升高，所以没有相关症状的人，绝不该将它纳入以预防为目的的健康体检项目，甚至连高风险者，都该谨慎评估后再决定是否使用。

有胸闷等动脉疾病症状，抽血 + 心脏超声 + 心脏负荷试验就够

假如真的担心有心血管问题，一般就诊时，医生会先询问其症状、病史、家族病史，若患者出现缺氧等冠状动脉疾病症状，例如感觉到有种被石头压住般的胸闷、左手发麻、下巴疼痛等，才会进一步安排抽血、心脏超声及心脏负荷试验等检查。其中抽血检查主要是检测血糖及胆固醇，而心脏超声则是观察心脏结构组成及心脏的运动状况，通常冠状动脉阻塞、心肌肥大、心脏收缩异常、瓣膜功能异常，都可通过这项检查发现。

不过，由于冠状动脉直径仅 0.3cm，十分细小，因此心脏超声检查有局限性，此时可通过心脏负荷试验，让病人一边跑步、一边记录心电图的变化，

---

〔1〕福岛第一核能发电厂的核能泄漏意外发生后，国际放射防护委员会对此设定了相关标准，指出一般人平时每年接受的辐射量以 1~2mSv（毫西弗）为限，借此作为是否让居民避难的指标。

41

同时观察心跳、血压，由此判别心肌是否缺氧，而推断冠状动脉是否有阻塞的情况。至于没有相关症状的健康人，想确保心血管健康，在定期体检时只要进行抽血和心脏超声就已足够，无需再做心脏负荷试验。

各位如果担心罹患心脏病，最好的预防方法不是检查，而是调整生活方式：遵循大多数医生和专家给出的生活方式建议，戒烟、定期运动，不要吃太多的脂肪和盐，并且控制压力。千万别像本节开头医疗案例中的李先生，为了早期发现、早期治疗，因此年年进行心血管计算机断层扫描，后来还为能及早发现心血管狭窄而庆幸，殊不知自己的肾病变，可能就是因这项检查过度频繁所致或加重，在年年高剂量的辐射"轰炸"下，还会潜藏着致癌的风险。

医院常见的检查应慎重 3【肺癌筛检】

为及早发现肺癌，接受低剂量计算机断层扫描检查

计算机断层扫描一样可能致癌：低剂量并不表示低风险

丹麦肺癌筛检研究：有没有接受筛检，死亡率都一样

你不知道的医疗风险的临床案例

肺癌早期多无明显症状，当病发求医时，逾半数已是末期（第4期），治疗效果大多不好，5年存活率只有5%。

有不少名人因肺癌辞世。因此在"第1期就发现，5年存活率能提升到6成"的号召下，不少人开始采用低剂量计算机断层扫描（LDCT）来筛检肺癌，以期能及早发现、及早治疗。但这么做，真的能达到预期的效果吗？

肺癌最早是用胸部X线来筛检，但早期诊断的效果不佳。20世纪90年代，日本开始用低剂量、高解析的计算机断层扫描来筛检肺癌，许多国家纷纷效仿。

虽然用意良好，但我认为作为被检查者应该在接受 LDCT 前全面了解肺癌筛查的危害以及自己是否属于需要进行肺癌筛查的肺癌高危人群。

肺是辐射高敏感器官，LDCT 确有致癌风险[1]

听到我这么说，很多人可能会质疑："以低剂量计算机断层扫描来筛检肺癌，明明得到许多呼吸科及胸外科医生甚至专业医疗团体的肯定，怎么江医生偏偏唱反调？"我会这么说当然是有根据的。首先，以低剂量计算机断层扫描作为肺癌筛检工具，最需要注意的就是辐射致癌的风险。因此在发达国家，计算机断层扫描只会被拿来作为癌症的分期依据，较少拿来作为每年健康体检时的癌症筛检工具。

有些人可能会说："肺癌筛检的低剂量计算机断层扫描，辐射剂量比传统计算机断层扫描降低很多，所以应该很安全。"问题是，从 1950 年开始，纽约州卫生厅的研究人员对日本广岛和长崎原子弹爆炸事件中的幸存者进行调查，结果发现人体各个器官、组织对辐射的敏感度都不同，相对的患癌概率也不同，而肺正是对辐射高度敏感的器官之一（见图 2-1）。再加上低剂量计算机断层扫描的辐射量为 0.61~1.5mSv，相当于人们一年所承受的天然环境下的辐射剂量约 1.62mSv／年），也比一般的胸部 X 线高了 75 倍，也就是检查一次等于照了 75 张胸部 X 线，剂量其实一点都不低（见图 2-2）。

---

〔1〕编者按：《中国肺癌筛查与早诊早治指南（2021，北京）》指出，肺癌 LDCT 筛查的危害主要包含：假阳性、辐射危害、过度诊断和过度治疗，"据估计，每 108 例筛查发现的肺癌中，就会有 1 例为辐射诱发的肺癌"。

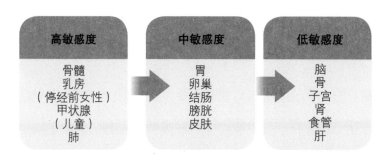

图 2-1　不同器官组织对辐射敏感度不同，患癌概率也不同[1]

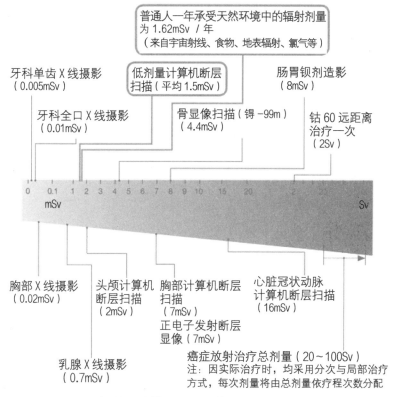

图 2-2　低剂量计算机断层扫描的辐射量，其实一点也不低

注：1Sv=1000mSv。

〔1〕资料来源：美国纽约州卫生部门。

而且人体在 10 分钟内承受这种剂量，与分成一年 365 天的暴露相比，对身体的影响更大。

日本配备的计算机断层扫描仪数量是全世界第一，占全世界总数的三分之一以上。相对的，日本人得癌症死亡原因的第 4 名，也正是接受检查所暴露的辐射。根据 2004 年的杂志 Lancet 发表的研究显示：由于滥用计算机断层扫描等放射性设备的关系，日本人因辐射致癌的风险是英国人的 5 倍之多。

肺癌筛查：要避免对非肺癌高风险人群的 CT 筛查

现代许多人这种频繁体检的情况，正验证了经济学中"供给增加创造了需求"的理论。随着计算机断层扫描仪的普及，不仅医生将计算机断层扫描作为确诊工具的门槛降低，而且为了平衡成本与增加收益，各大医院与体检中心，更借着大家对于肺癌的恐惧，推出了所谓"低剂量"计算机断层扫描的肺癌筛检，宣传及早发现更能有效治疗的观念。其实，这在学术上是完全站不住脚的，因为有效的筛检应当能够降低肺癌的死亡率，然而低剂量计算机断层扫描不仅没有降低肺癌的死亡率，甚至还可能提高肺癌的发生率。

2015 年，Infante 博士于《美国呼吸与重症护理医学》杂志发表的研究中，将 2450 位男性吸烟者随机分为两组：一组接受低剂量计算机断层扫描筛检；另一组不接受任何的筛检，随访平均 8.35 年后，结果发现：不论有没有接受筛检，肺癌的死亡率都一样。2016 年，丹麦的肺癌筛检计划所做的研究[1]也

---

〔1〕资料来源：作者：Wille M M. 来自期刊《美国呼吸与重症护理医学》（*American Journal of Respiratory and Critial Care Medicine, Am J Respir Crit Care Med*），2016 年。

46

是相同的结果，这项研究共收集了四千多名、年龄在 50~70 岁的老烟民（每人每年至少吸 20 包烟），研究人员将这些人随机分配成做低剂量计算机断层扫描筛检和不做低剂量计算机断层扫描筛检两组，如此追踪 5 年发现：两组的总死亡率没有差别，而且不做低剂量计算机断层扫描筛检组的死亡人数较少，只是人数尚无统计学意义。

更引人关注的是，做低剂量计算机断层扫描筛检的那一组，肺癌的发生率几乎是不做低剂量计算机断层扫描筛检组的一倍！每年使用计算机断层扫描随访的这一组，在 5 年之间出现了 100 名肺癌患者；可是在不随访的那组，却只有 53 个人患肺癌。当然，这当中有部分原因与进行筛检更易发现肺癌有关，但由于总死亡率相同，且不做筛检组的总死亡人数较少，所以研究人员怀疑：每年筛检组的肺癌发生率反而较高，有部分原因可能与低剂量计算机断层扫描所产生的辐射有关。

许多医院拿低剂量计算机断层扫描做广告，主张："比起一般的 X 线筛检，低剂量计算机断层扫描更能降低肺癌病人的死亡率。"但是，他没说的是，使用胸部 X 线筛检肺癌，本身可能会增加病人的死亡率。所以，真正的重点应该是探讨用低剂量计算机断层扫描来筛检肺癌的人，和未做筛检的人相比，肺癌的死亡率或总死亡率是否降低？这就像是班上考试成绩的名次排名，比最后一名好，不代表就是班上的第一名。同样的，以低剂量计算机断层扫描作为肺癌的筛检工具，肺癌死亡率虽然比使用胸部 X 线低，事实却证明这么做并没有比不做检查更好[1]。

筛检结果 93% 是假警报，过度诊断率高达 78%

低剂量计算机断层扫描还有另外两个重要风险（参见 P44 编者按），分别为假阳性和过度诊断。首先在假阳性方面，虽然所有的医学检查都有这样的问题，但用低剂量计算机断层扫描来筛检肺癌的假阳性比例却特别高。根据部分研究人员统合分析了 19 篇的文献发现[2]：低剂量计算机断层扫描筛检肺癌的阳性预估率——也就是最后确诊为肺癌的人的比例只有约 6.4%，这也就是说，以低剂量计算机断层扫描发现异常者，有高达 93% 的人其实是假阳性的假警报，最后确诊并非癌症。

问题是，一旦发现肿瘤，虽可以暂时观察它的成长速度，但要确诊，迟早需要做肺穿刺活检。肺穿刺活检，可不是轻而易举的事，有时甚至需要开胸切片检查，一不小心就会危及生命。而即便决定不做侵入性检查，医生也会要求每年或每两年就来做一次低剂量计算机断层扫描，无形中增加了肿瘤癌变的风险。加上过程中受检者与家人所承受的心理压力，反而让原本健康的身体，承担了不必要的伤害与风险。

另一项常被忽略的风险是过度诊断（参见 P44 编者按），其定义为：所

---

[1]编者按：国家癌症中心的《中国肺癌筛查与早诊早治指南（2021，北京）》推荐采用 LDCT 进行肺癌筛查，并指出"目前在全球发表的肺癌筛查指南或共识中，均推荐采用 LDCT 作为肺癌筛查手段"。指南所指的筛查对象是肺癌的高风险人群，本书作者的观点主要是针对肺癌的高风险人群之外的普通人。肺癌高风险人群定义见本书 P54。

[2]资料来源：利用低剂量计算机断层扫描筛检早期肺癌：系统性文献回顾和统合分析，《台湾公共卫生杂志》2015 年第 4 期，第 156—167 页。

检测出的疾病，即使未被检出，也并不具有临床的重要性，因为它并不会引起临床症状。而有众多研究皆发现：以低剂量计算机断层扫描筛检肺癌，引发这种过度诊断的概率非常高。根据美国梅奥诊所丽贝卡·林德尔研究小组所进行的一项研究，针对连续5年、每年都接受胸部计算机断层扫描筛检的高风险人群所发现的肺癌患者（含既有与后续新增的肺癌患者），进行了病灶的评估，内容包括病灶的大小、形态、位置、形态改变和生长速率，结果发现：肺癌高风险人群若以胸部计算机断层扫描进行筛检（尤其是女性患者），也很可能会引起肺癌的过度诊断。

《美国医学会杂志》（*Journal of the American Medical Association*，*JAMA*）的一项大规模的美国国家肺癌筛查试验研究[1]也证实了这一点，该研究针对53454例肺癌高风险者（55~74岁，吸烟史每年超过30包，戒烟短于15年），跟踪观察了6.4年，随机比较以低剂量计算机断层扫描与胸部X线的筛检效果，结果显示：以低剂量计算机断层扫描来筛检肺癌，有很高的过度诊断率，通过低剂量计算机断层扫描筛查所检出的任何肺癌，其过度诊断的概率为18.5%；非小细胞肺癌的过度诊断概率为22.5%；细支气管肺泡癌的过度诊断概率更高达78.9%。此外，还有超过18%是本来可能不会引起临床症状的惰性肿瘤。但这些不准确的结果，却都会因为低剂量计算机断层扫描检出后的过度诊断，因此承受手术、放疗和化疗的伤害，导致

［1］资料来源：Starting a New Discussion About Screening for Lung Cancer。作者：RUSSELL P，HARRIS M D，M P H。来自期刊 *JAMA*，2015 年第 313（7）期，第 717—718 页。

额外费用的增加、焦虑以及和癌症治疗有关的病残。基于这些严重的后果，我在此特别呼吁，应将过度诊断列入该项筛检的危害评估中。

早期筛检的 5 年存活率较高？其实只是逻辑误区

以低剂量计算机断层扫描来筛检肺癌，实际上没有效果，而且存有很多风险。然而，我们确实可以看到一些研究文献声称：早期筛检比不做筛检增加了 5 年存活率。难道这些研究者都在骗人吗？

三种误差值，看穿"存活率"的真面目

其实，各种医疗上所宣称的"治愈率""存活率"，都不能只看数字，应该根据以下几种因素来了解它所指的真正意义，大多数的人都是因为下列三种误差而产生误解。

【误差因素1】纳入了假阳性和过度诊断的患者

因为早期筛检组纳入了假阳性结果与过度诊断的早期癌症患者，所以 5 年存活率显得较高；而未筛检组因为没有计算这些人，所以统计 5 年存活率的数据显得较差（见图 2-3）。

A 未筛检组：5 年存活率 = 700/1000 = 70%			
1000 人发现患癌	1000 人确诊患癌	**5 年后**	700 人存活
			300 人死亡

B 有早期筛检组：5 年存活率 = 1200/1500 = 80%			
1500 人发现患癌	500 人假阳性 1000 人确诊患癌	**5 年后**	500 人存活
			700 人存活
			300 人死亡

图 2-3　因假阳性和过度诊断而高估存活率

【误差因素 2】发现的时间不同

假设癌症从发生到死亡共分 3 期，每期各存活 3 年，此时通过筛检，于第 1 期中期发现患癌的 A 君，至死亡共存活了 7 年；而并未接受早期筛检，可能直到第 3 期中期才发现癌症的 B 君，至死亡只存活了 2 年。于是大家就误认为"及早筛检可以增加存活时间"，但事实上，A 君的寿命并没有延长，因为无论有没有筛检，研究证明存活率都是相同的（见图 2-4）。

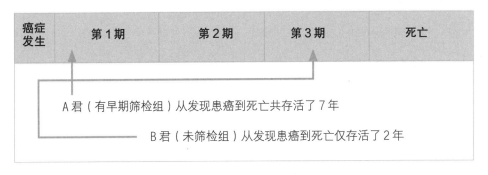

图 2-4　因发现患癌时间点较早而高估存活率

注：乍看之下，通过筛检于第 1 期中期就发现患癌的 A 君，至死亡共存活了 7 年，远高于直到第 3 期中期才发现的 B 君，存活时间看似较长，但实际上并非如此。

【误差因素 3】患者生活改变造成死因的变化

以美国预防医学工作组的主动脉夹层统计为例，进行腹部主动脉瘤筛检的人，虽然死于主动脉夹层的人数较少，但因为发现主动脉瘤后造成了生活习惯的改变，例如心理压力、不敢运动等不利存活的状态，以致衍生出其他疾病，最终死亡的比例增加了，实际上总死亡率是相同的（见表 2-5）。

表 2-5　接受筛检者调整了生活习惯，降低该病症的死亡率

	5 年后	
	未筛检	有筛检
筛检有帮助吗？		
死于腹部主动脉瘤的男性人数	3.4	1.9
所有原因造成的死亡人数（总死亡人数）	14	14
筛检有缺点吗？		
需要动手术修复动脉瘤的人数	5	11
需要持续筛检的数量	0	55

注：有筛检组 5 年后的死亡人数虽较未筛检组低（3.4 > 1.9），但两者"所有原因造成的死亡人数"却相同，显示有筛检组因衍生其他疾病而死亡的比例增加了。

由此可见，许多研究文献和医生团体声称："早期筛检的 5 年存活率较高"，其实并没有骗人。事实上，这本来就是理所当然的事，要注意的是：所谓 5 年存活率的定义，是从做出诊断后到死亡的时间，所以只要提前诊断，存活时间必然越长；但问题是，病人的整体寿命可能并没有增加。而随着筛检率的增加，死亡率和总死亡率是否真的下降了？假如没有，及早发现、及早治疗，恐怕只是徒增存活时的痛苦而已。

不同的医疗制度导致医疗走向大不同

日本的计算机断层扫描仪数量是世界第一，所以筛检政策可能是医疗利益团体所推动的，希望能减少计算机断层扫描仪的闲置时间，以增加医院的营收。此外，目前支持使用低剂量计算机断层扫描进行肺癌筛检最常被提到的研究就是纳入 53454 位肺癌高危人群受试者的美国国家肺癌筛检试验，其

结果发现：与胸部 X 线相比，低剂量计算机断层扫描减少了 20% 的肺癌死亡率。然而，正如同我先前所提到：以低剂量计算机断层扫描筛检肺癌的肺癌死亡率，虽然比胸部 X 线低，但并没有比不做检查更有优势。况且，这项研究是针对每年吸烟超过 30 包、戒烟短于 15 年的老烟民。

再进一步讨论，就算真能把低剂量计算机断层扫描的筛检范围缩小到高风险人群，但吸烟是一种自愿的行为，若因部分人的个人行为，让全民每年得花 6000 元以上筛检肺癌，势必会大幅度增加医保支出。这对于没有吸烟的人来说，平常已经因为吸烟者而遭受二手烟和三手烟[1]的伤害，最后还要再付钱去进行筛检。道理上实在说不过去。

目前，建议以低剂量计算机断层扫描筛检肺癌的大多是美国的医疗机构，欧洲并没有跟进，尚持观望态度，认为害处大于好处。为什么欧洲与美国会有如此大的差异？其实，这与两地医疗制度不同有关：美国是"按件计酬"，有商业营利的考量存在；而欧洲大都是"公费医疗制度"，医疗费用由国家支出，所以较为谨慎。

事实上，即使是美国，多数医学会也建议只有高风险人群，才需要以低剂量计算机断层扫描来进行肺癌筛检。美国胸科医师学会更是再三叮嘱，要医生不要随便对低风险人群做这项筛检。由此可知，一般人实在不该为了预防病变，就随意进行低剂量计算机断层扫描的肺癌筛检，而即使是高风险人

---

〔1〕编者按：指烟熄灭后在环境中残留的污染物。

群或已发现肿块的人群，也不建议年年持续使用。一如我前文提及的哥哥的状况：他在胸部 X 线发现肺部有肿块，于是以低剂量计算机断层扫描随访检查，结果在连续两年复查后，确定肿瘤并没有变大，确定为良性肿瘤，便不再持续每年以低剂量计算机断层扫描进行复查。如果要每年进行下去，考虑到复查时所受的辐射风险，还得再三仔细评估。

想及早发现肺癌，学会看懂身体"求救信号"很重要

由于肺癌目前仍然没有良好的筛检工具，因此对于此病症，唯有通过预防来降低罹患率，如此自然也就能降低肺癌的死亡率。此外，想及早发现肺癌，除了通过医学检验，大众的患病意识也很重要。首先，大家可以定期通过下面的这张"肺癌高危人群自我检查表"（见表 2-6）进行检测，确认自己是否为高危人群。其次是学会看懂身体的 7 大征兆（见表 2-7），虽然肺癌初期几乎没有症状，但是并不等于完全没有症状。只要对自己多一分关心，不错过身体讯号，就能及早发现、及早治疗，不让癌细胞有机会偷跑、扩散。

表 2-6　肺癌高风险人群应符合以下条件之一[1]

（A）吸烟：吸烟包年数≥30包年，包括曾经吸烟包年数≥30包年，但戒烟不足15年。 （B）被动吸烟：与吸烟者共同室工作≥20年。 （C）患有COPD。 （D）有职业暴露史（石棉、氡、铍、铬、镉、镍、硅、煤烟和煤烟尘）至少1年。 （E）有父母、子女及兄弟姐妹等直系血缘亲属确诊肺癌。 注：吸烟包年数=每天吸烟的包数（每包20支）×吸烟年数。

---

〔1〕资料来源：《中国肺癌筛查与早诊早治指南（2021，北京）》。

表 2-7　注意七大征兆，及早发现早期肺癌

咳嗽	可能是轻度干咳，也可能是严重咳嗽，痰液可能有多有少。值得注意的是：有慢性长期咳嗽症状的患者，一旦咳嗽性质发生改变，例如咳嗽频率有变化，或出现刺激性干咳（即使用一些抗炎药物，症状也没有明显改善），这时就要警觉
痰里有血丝	40 岁以上有吸烟习惯者，如果发现痰里总是带有血丝，而且持续了一段时间，症状也没有缓解，检查也查不出问题，就要考虑有肺癌的可能，建议做进一步的检验
胸痛	患者自己找不到原因，总是感觉胸痛，疼痛时间从持续数分钟至数小时。一般来说，胸痛大多在肺癌的中、晚期才会出现，但如果癌肿靠近胸膜，胸痛的症状就会较早出现，其疼痛大多是不规则的隐痛或钝痛，而且在咳嗽的时候，症状会加重
杵状指	表现为掌指、足趾第一关节肥大，指甲突起变弯，常伴有疼痛
四肢关节痛	常感到四肢关节疼痛，但又不知道什么原因，此外还会出现游走性关节炎症状，肘、膝、腕、踝、指掌等关节部位会有烧灼般的疼痛感，活动有障碍，还可能出现水肿和胫骨、腓骨的骨质增生等症状。此症状常与杵状指同时存在
皮炎、皮肌炎	肺癌患者早期会有瘙痒性皮炎、皮肌炎、带状疱疹等症状。大多数的多发性肌炎，会在肺癌典型症状之前出现，表现为全身无力、食欲减退，严重时还会连行走和起床都困难
肩膀疼	肺尖部癌的早期症状和主要表现就是肩膀疼，因为肺尖部的上方正好是胸腔的出口，周围有很多的神经根和神经，所以，当肺尖周边的部位发生癌变后，肿块压迫到这些神经，就会让人感觉肩膀疼痛，甚至是从肩到手指产生放射性的疼痛，其症状与一般肩周炎相似。所以肩膀疼的时候也要特别注意，一旦发现同时伴有咳嗽、血痰状况，就应该警觉是不是有肺尖部癌的可能

慎选饮食、避开污染源，防癌有妙招

此外，肺癌和多数癌症一样，预防重于治疗，在平日生活中要特别注重环境的卫生，远离会伤害肺部的各种污染源。

在饮食方面，除了多摄取生鲜蔬果，可以再搭配几款营养补充品、每日吃足5种蔬果，多吃苹果、绿茶、鱼、鱼油、氨基葡萄糖及软骨素。在避免环境污染源方面，要注意下列危害：烟（香烟、雪茄与烟斗，含一手烟、二手烟及三手烟）；空气污染（居住大城市超过10年会增加肺癌风险）；金属悬浮微粒；厨房的油烟；石棉；砷（多在中药、户外木材、井水、煤炭，以及本地捕捞的野生鱿鱼等海产中）；氡气（某些花岗岩、大理石）；三卤甲烷等。

江医生的常识补充站

椰子油真的不能吃吗

提到谨慎饮食，近年来随着生酮饮食的风行，椰子油的议题也跟着走红，有人说它是"超级食物"，但也有人说它是"十足毒药"，那么椰子油究竟是好是坏呢？首先，椰子油是"十足毒药"的说法，是由美国哈佛大学流行病学系教授米歇尔斯（Karin Michels）提出，他认为饱和脂肪酸会造成血管病变，所以饱和脂肪酸比例高于80%的椰子油，对身体来说当然就像毒药，可事实上，"饱和脂肪酸会造成血管病变"本身就是一个错误而且过时的观念，近年来已有许多研究打破了这个误解，英国剑桥大学一项统合了18个国家、72份，共包含60万名受试者的研究文献分析发现，以往认为对身体有害的饱和脂肪酸食物，例如奶酪、奶油、肥肉、饼干、蛋糕、香肠等，适量食用时，没有增加罹患心血管疾病的概率。

此外，椰子油所含有的中链甘油三酯（是中链脂肪酸与甘油形成的三酰甘油，medium-chain triglycerides, MCT），可直接进入肝产生酮体，被脑细胞使用，且不易转化为脂肪堆积在体内，其实是好的油，但注意每日油脂摄取标准为3~6茶匙，多吃或少吃都不好，即使是好油，也不可过度摄取。

癌症筛检，大多数可能根本没用

为了降低癌症威胁，各大医院与体检中心纷纷推出各项癌症筛检，以期在癌症发生时，能早期发现、早期治疗。但我必须遗憾地告诉大家："大多数的癌症筛检可能根本没用！"

目前真正有效的癌症筛检，只有宫颈癌、肝癌和口腔癌三种；而美国疾病控制与预防中心（CDC）更是直接指出：肺癌、卵巢癌、前列腺癌和皮肤癌的早期筛查，对病人的存活没有任何帮助。换句话说，早期发现、早期治疗未必能增加癌症患者的存活率，反而只带给病人更多恐惧与折磨。

早期发现、早期治疗居然没办法改善存活率？这一点的确非常违背大家的常识，许多人势必因此质疑，但事实上的确如此，因为癌症的早期筛检，存活率会受到以下两个因素影响。

【变数 1】早期肿瘤，有些会自己消失或变小

虽然我们不知道为什么肿瘤会自行生出或消失，不过长期的观察中，的确发现某些肿瘤会自己消失，特别是早期发现的肿瘤，很多都是这种 0 期和 1 期的癌症，本来就有比较高的比例会自己消失。而如果肿瘤自行消失了，当然也就不需要承受手术和后续引起的并发症等风险。

研究显示：有大约 15% 的非吸烟者，以及高达 50% 的吸烟者，在胸部计算机断层扫描中检测到的小肺结节，绝大多数不会变成癌症，而且有些甚至会自发性地变小。2009 年一项针对 53 个肾脏肿瘤进展速度的研究[1] 也发现：每个人的肿瘤增长速度都不相同，其中 7 人（14%）实际上变小了；另外 21 人（40%）的增长速度非常慢，需要 6 年多的时间才会变大一倍。也就是 1cm 的肿瘤，需要 12 年以上的时间才会长到 4cm。

【变数 2】过度诊断与假阳性，会导致死亡率增加

早期肿瘤有比较高的比例会自己变小或消失，因此如果没有被筛检发现，可能根本不会有事。但如果早期筛检发现后，却可能会造成过度诊断，再加上许多癌症筛检的结果有很高的假阳性，将导致很多不必要的后续检查与手

---

〔1〕资料来源：通过使用连续体积 CT 测量确定的肾肿瘤生长速率的分布。来自期刊 *Radiology*，2009 年第 250 期，第 137—144 页。

术治疗，而这些检查与手术也都会带来一定的致残率和死亡率，例如：肺肿瘤手术后一个月之内，平均有 5% 的病人会因术后并发症死亡。

早期筛检所使用的检查方式，常常用到高剂量的辐射，这些辐射在多年的复查之后，常常造成新的癌症发生，进而导致死亡率增加。即使是被认为很低剂量的牙科 X 线，仍会增加癌症的风险。耶鲁大学医学院一项针对 1433 位脑膜瘤患者和 1350 位同年龄层的健康人的对照组研究发现，在 10 岁之前照了全口 X 线的孩子，发生脑膜瘤的概率是对照组的 5 倍；而每年都照全口 X 线，或者照全口 X 线频率比较高的人，得脑膜瘤的风险也比较高。

因此，想要降低癌症威胁，光靠癌症筛检是没有用的，尤其是通过有辐射、会致癌的检查方式来检查，更是误解。大家一定要有个概念：所有需要固定时间进行的筛检，能检查出来的大部分是长得比较慢、比较早期、对生命威胁较小的肿瘤；至于长得很快的肿瘤，常常在两次筛检的间隔中就长得足以致命，所以，大多无法通过筛检察觉。这也就是为什么很多人明明每年体检和癌症筛检的结果都很正常，却突然被诊断出罹患中、晚期癌症的原因。

要远离癌症威胁，真正的预防之道不是癌症筛检，而是确实地从生活中着手，养成健康的生活饮食习惯。根据研究指出：75% 以上的癌症是我们自己就可以预防的。

医院常见的检查应慎重 4【乳腺癌筛检】

为及早发现乳腺癌，接受乳腺 X 线摄影检查

忍痛进行乳房检查是在白做工吗

接受乳腺 X 线摄影检查无法增加存活率

你不知道的医疗风险的临床案例

一名 47 岁的已婚女性，在去年 9 月接受体检时，经乳房超声检查发现：右乳上方有一颗疑似 0.95cm×0.8cm，外形不规则的肿瘤，转到门诊接受乳腺 X 线摄影，却没有看见异常，结果一周后切片竟确诊为乳腺癌，分期为 1 期，经手术切除后，如今定期随访复查。

以上是 2017 年的一则实际病例，很多女性朋友当时看了新闻都吓一跳：怎么乳腺 X 线摄影明明没有异常，结果切片竟是乳腺癌？ 那么我们为预防乳腺癌，年年忍痛去做乳腺 X 线摄影，不就根本白做了吗？ 乳腺癌在女性好发的癌症中一直名列前茅，但实际上，我认为一般女性，实在不该将乳腺 X 线摄影列入定期健康体检的项目。

乳腺 X 线摄影通常只能找到早期、低危的肿瘤，是否具有临床筛检价值有待商榷[1]

所谓的乳腺 X 线摄影，其实就是利用 X 线来检查乳房，进而检测出乳房肿瘤、囊肿等病灶，主要受检对象为女性。然而大家都知道：X 线摄影是以电离辐射的形式穿透人体成像，换句话说，X 线摄影可能引发癌症。既然可能的风险不小，那么这项检查应该有相当大的好处才值得一试，但实际上并非如此。

2001 年某研究中心的科学家进行了有关乳腺 X 线摄影益处的量化研究。该中心的这项研究，共囊括了乳腺 X 线摄影检查 7 个规模极大、极严谨的研究计划，研究对象遍布全世界，总计约有 50 万名妇女，并将参加的妇女分成两组：一组是定期接受健康体检者，包括乳腺 X 线摄影；另一组虽定期接受体检，但不含乳腺 X 线摄影。

研究人员对这些妇女的健康状况进行随访，研究时间长达 10 年以上。得出结论：不论是否接受乳腺 X 线摄影检查，存活率都差不多。这显示了接受乳腺 X 线摄影检查，其实并没有多少好处。

2011 年，挪威、法国和英国研究小组的研究[2]也显示：近年来乳腺癌筛检并没有直接降低乳腺癌的死亡率。此外，加拿大第一次全国性的乳房筛

---

[1]编者按：《中国乳腺筛查与早期诊断指南（2022 版）》指出，超声检查作为初筛手段，比乳腺 X 线摄影筛查有更好的灵敏度及相似的特异性。因此建议联合乳腺 X 线摄影与超声检查开展筛查，如不具备 X 线摄影检查的条件，高风险人群应至少每年接受 1 次超声筛查。
[2]资料来源：世界卫生组织死亡率数据库趋势分析。作者：P. Autier。

检研究，收纳了 40~49 岁的 5 万名志愿者，随机分配成两组：第一组为每年接受乳腺 X 线摄影与临床检查；第二组不做任何筛检。结果两组的乳腺癌死亡率，最后同样没有差异。

加拿大第二次全国性的乳房筛检研究，则招募了 50~59 岁的 4 万名志愿者做随机分配：对照组的成员，每年都接受一次临床乳房触诊检查，该项检查非常彻底且严格标准化，每名患者每次检查需 5~15 分钟，并且皆由接受过专门培训的护士来完成；而实验组的成员，每年除了接受相同的彻底临床检查外，还会再加上乳腺 X 线摄影检查。结果，两组乳腺癌死亡率还是无差异。

唯一可以看到效果的，只有在 10 项乳腺 X 线摄影随机试验中，有一项研究提供了有关乳腺导管原位癌（ductal carcinoma in situ，DCIS）的信息，但同样没有任何一项研究显示乳腺 X 线摄影可降低死亡率。而 DCIS 的中文名称虽然有个癌字，实际上只是乳腺导管内存在异常细胞，与一般乳腺癌不同，不具侵袭性，因此 DCIS 究竟是否属于癌症，目前专家的意见尚未统一。

由此可见，乳腺 X 线摄影并没有比临床触诊有效，因为乳腺 X 线摄影大多只能找到早期、低危肿瘤，而这并没有很大的筛检价值。以 DCIS 为例，美国每年发生 6 万名 DCIS 的新个案，但 98% DCIS 的个案经过 10 年的随访还是很健康。

乳腺 X 线摄影无法降低乳腺癌死亡率，还提升了它的发病率

乳腺 X 线摄影不仅无法有效降低乳腺癌的死亡率，有的研究甚至发现进行乳腺 X 线摄影会提高乳腺癌的发病率。在一项随访 6 年的研究中，可

以看到乳腺 X 线摄影组的侵入性乳腺癌人数，在随访的 6 年间一直比不摄影的对照组高。而最终的结果是：经常接受乳腺 X 线摄影筛检的女性，患侵入性癌症的比例高出 22%，筛检女性中每一万人有 1909 人患癌；而没有定期筛检的女性中，每一万人有 1564 人。尽管这不是一项随机试验，但这些妇女除了接受乳腺 X 线摄影的次数不同，其余大部分的条件都非常相似，因此不得不让人怀疑：乳腺 X 线摄影的辐射线，可能是提高乳腺癌发病率的原因。X 线摄影的辐射本来就是高危的致癌因子，而乳房又是对辐射高度敏感的器官，自然必须更加注意。

类似的情况还有不少，例如：日本的乳腺癌筛检率同样也是大幅度地增加，可是乳腺癌的死亡率并没有下降。加拿大以 5 万人为对象进行的随机研究，得到了筛检组的总死亡率反而比对照组高的结论。美国有一项统计指出：每一万个定期接受乳腺 X 线摄影检查的妇女，估计 10 年后就有一人因这项检查得乳腺癌。假如有 7000 万个妇女定期接受乳腺 X 线摄影检查，10 年筛检下来，就会有 7000 人因此得乳腺癌，实在不可以不慎重。

假阳性与过度诊断率高，约一半人会得到错误诊断

除了辐射致癌问题，乳腺 X 线摄影还有假阳性与过度诊断的风险，而且情况相当严重。首先在假阳性方面，根据 2011 年美国《内科学年鉴》的研究[1] 显示：接受乳腺 X 线摄影检查 10 年下来，出现假阳性的累积风险为 50%，也就是 10 年来定期接受乳腺 X 线摄影检查的妇女，如果检查结果

---

〔1〕资料来源：*Annals of Internal Medicine*。作者：Rebecca Hubbard。

为阳性，其中约有半数是假警报，但这些人至少约有 20%——也就是每 5 个人之中，会有一个人将因假阳性结果而接受乳房组织切片检查。不仅得承受不必要的侵入性检查带来的风险与疼痛，同时假阳性检查结果所造成的心理冲击，往往使她们与家人陷入严重焦虑。

2012 年，国际权威期刊《英国医学杂志》与 *Lancet* 更分别以重要篇幅，评论过去 20 年来各国医学界极力推动的女性乳腺 X 线摄影筛检。通过多国的回顾性研究发现：女性乳腺 X 线摄影筛检存在着极高的假阳性比例，除了会增加医生的误诊率，也让许多女性疾病初期的身体变化被过度诊断，带来后续长期不必要的焦虑，其至得接受一连串不必要的检查与治疗。

我们以挪威为例。挪威也将乳腺 X 线摄影列为乳腺癌防治对策，但挪威政府从 1996 年开始资助乳腺 X 线摄影筛检，经过 10 年积极的推广，从 2005 年起，挪威所有 50~69 岁的女性，皆被建议每两年进行一次乳腺 X 线摄影检查，而其中有 77% 的女性听从这一建议进行了检查。尽管挪威政府的出发点是好的，然而，研究人员在对这项乳腺 X 线摄影筛检进行的评估研究时却发现：这项检查其实是过度的，而且还造成了 15%~25% 的乳腺癌过度诊断。

乳腺 X 线摄影所造成的过度诊断，在医学界并不是新闻，参与挪威这项研究的另一位学者就提到：其他国家报告的过度诊断率，最高可达 54%。一项发表于《英国医学杂志》的中继分析[1]也明确指出：乳腺 X 线摄影筛

[1] 资料来源：《英国医学杂志》（*British Medical Journal*，*BMJ*），2009 年第 339 期。

检约有三分之一会被过度诊断。这些被过度诊断的妇女，若是一开始便没有接受筛检，她们的乳腺癌可能永远不会发展为临床期；可是一旦过度诊断为乳腺癌后，就必不可少地会采用各种方式来治疗，而这样的过度治疗，对身体的伤害绝对大过益处。

很多人会觉得难以置信：如果乳腺X线摄影检查没有好处，为何各大媒体经常强调乳腺癌筛检、乳腺X线摄影可以帮助乳腺癌患者活得更久？为何很多专业医学团体都建议妇女定期接受这样的检查？

专业建议也可能偏颇，深入了解再做决定

其实，这样的矛盾背后有很多原因。一般之所以认为乳腺X线摄影检查可以帮助乳癌患者活得更久，原因之一就在前文所提到的三种误差（见第50页），而且这种因误差所引发的误解，在乳腺X线摄影上又更为明显。因此相较于其他癌症，乳腺癌的早筛与治疗，自然更容易被认为是有用的。

但事实上，对部分患者来说，早期发现并不代表可以提早治愈，反而随之而来的检查与治疗，还更可能降低生命质量！

其实，美国国家医学研究院（IOM）为使各医学会提出客观、基于循证医学的医疗建议，早在1990年代初期，就已公布过正式的指导方针，各医学会也曾针对各种检查或处置出版了治疗准则，例如：美国心脏协会出版的《ACLS手册》，以及美国医学会的乳腺X线摄影检查施行准则等。可惜的是，IOM整顿的效力不佳，根据《美国医学会杂志》在1999年刊登的一篇研究报告显示：各医学会出版的治疗准则不到一半符合IOM的标准。

从上述例子可以看出，不同机构和专业医学团体所提出的建议甚至会有所矛盾，因此，专业的建议也未必绝对是正确的，是否值得遵循，应仔细了解内容才能决定。

建议具有乳腺癌基因 BRCA 或乳腺癌患者直系亲属，才需考虑乳腺 X 线筛检

当然，我们也不是要全盘否定乳腺 X 线摄影的功效，因为以乳腺 X 线摄影作为乳腺癌筛检工具，和以低剂量计算机断层扫描筛检肺癌的情况不同（如患癌部位、检查仪器等各方面条件），对符合条件的少数女性来说，利就可能大于弊。以乳腺癌发生率很高的美国为例，有研究结果显示每1000名50岁的女性，必须完成10年筛检，仅避免了一名女性死于乳腺癌，但其他999人不仅得不到好处，还有5人需要承受不必要的手术、化疗，100人则要接受乳房组织切片[1]（见表2-8）。

表2-8　美国50岁女性接受乳腺癌筛检与否的结果

随机分配	1000名筛检	1000名未筛检
10年后死于乳腺癌	4	5
10年后总死亡数	21	21
接受非必要乳房切除或化疗	5	0
进行切片检查	100	0

[1]资料来源：《英国医学杂志》（*British Medical Journal*，*BMJ*），2016年第352期。

还有其他循证医学中心的分析[1]也指出：想要以乳腺X线摄影找到一个真正的乳腺癌患者的过程中，通常会伴随着10个错误诊断及诊断后侵入性的治疗。2017年12月发表在《英国医学杂志》，由法国里昂的学者分析整个荷兰，于1989~2012年进行的全国女性乳腺X线摄影筛检（每两年照一次），结果也发现：一般常见的乳腺X线摄影筛检，对于进展到2~4期的乳腺癌的筛检几乎没有贡献。当然，也就更不用说对于死亡率的贡献。更糟糕的是，筛检发现有问题的肿块，后来证实一半都是假阳性与过度诊断。

由此可见，乳腺X线摄影对特定的少数人是有帮助的，但对于大多数的女性而言，乳腺X线摄影不仅看不到好处，还可能有许多的坏处。因此，瑞士医学委员会甚至在2014年投稿于《新英格兰医学杂志》的文章中，建议直接废除所有的乳腺X线摄影筛检。

既然乳腺X线摄影只对特定的少数人是有帮助的，那么到底哪些人是那特定的少数人呢？关于这一点，医学界的标准其实也不断在更新当中。首先，美国预防医学工作组（USPSTF）在2009年11月17日提出新的乳腺癌筛检指南[2]，不建议40~49岁的妇女做乳腺X线摄影的例行筛检，以减少筛检出假阳性结果所带来不必要的身心伤害；50~74岁者每两年做一次乳腺X线摄影；75岁以后做乳腺X线摄影筛检反而没有好处。

当时，美国癌症协会（American Cancer Society）还表示：不会因USPSTF

---

[1]资料来源：《英国医学杂志》（*British Medical Journal, BMJ*），2014年第348期。
[2]资料来源：*The Annals of Internal Medicine, Ann Intern Med.*，2009年第151期，第716—737页，750—752页。

的新指南而更改该学会原先的建议。但是到了 2015 年 10 月，美国癌症协会终于低头，也跟着发布新指南，明确指出乳腺癌少筛检比多筛检的利大于弊。因此，将女性开始要每年接受乳腺 X 线筛检的年龄从 40 岁调整为 45 岁，同时 55 岁以上的妇女改为隔年接受筛检。

如今，美国 3 个主要医学组织——美国妇产科医师学会、美国癌症协会、美国预防医学工作组建议进行常规乳腺 X 线检查的年龄分别是 40 岁、45 岁和 50 岁。

然而，考虑到东方人的乳房致密，X 线检查的准确度低，而且中国人乳腺癌比例又比美国人低，以乳腺 X 线摄影作为乳腺癌筛检工具必然要权衡利弊。因此我认为，是否需要乳腺 X 线摄影筛检，应该依照个人风险来选择。如果自身带有乳腺癌致癌基因 BRCA，或者是乳腺癌患者的直系亲属，当然可以考虑以乳腺 X 线摄影来定期筛检乳腺癌。但对于无症状的健康女性来说，以乳腺 X 线摄影作为乳腺癌筛检工具，绝对是不明智的做法。

想及早发现乳腺癌，定期做这些检查就够了

早在 20 年前，我就觉得以乳腺 X 线摄影来防治乳腺癌的逻辑有问题，因此建议我身边的女性（包含我太太在内）不要接受乳腺 X 线摄影。而今通过一些研究中心等众多研究的佐证，也证明我的先见之明。然而，乳腺癌毕竟是女性极其好发的癌症，听到我说不要接受乳腺 X 线摄影，很多女性会觉得忧虑："不做乳腺 X 线摄影，难道就这么放着不管吗？"其实想及

早发现乳腺癌，只要定期进行触诊和乳腺超声检查就够了。

乳腺 X 线摄影准确度比不上触诊 + 乳腺超声

"触诊和乳腺超声检查？这样真的有用吗？"其实触诊加乳腺超声检查的筛检功效和准确度比乳腺 X 线摄影检查还高！以乳房触诊为例，有时候经验丰富的医生一摸就知道是什么情况。因此，美国癌症协会对影像检查所提出的指南是：30 岁以下非高危病人，每 3 年请专业人员做触诊随访即可。

只是现在人们谈乳腺癌色变，很怕得癌，再加上有些摸起来像良性的东西，最后被发现是乳腺癌的情况存在，这时乳腺超声检查便可补其不足。因为东方女性乳腺组织较致密，超声检查的解析度反而更好，而且它假阳性的比例低，又无放射线的顾虑，安全性远高于乳腺 X 线摄影，只要再配合触诊，就能达到很好的筛检效果。

此外，专业医生的触诊虽然重要，但定期进行乳房自我检查也不可少。根据美国国家乳腺癌基金会（National Breast Cancer Fundation）的资料显示：有高达 70% 的乳腺癌案例，是患者进行自我检查时发现的。虽然有些早期乳腺癌（如原位癌或较早期的肿瘤）无法经由乳房自我检查察觉，而且乳房自我检查同样无法降低死亡率，但它可以让妇女习惯自己在正常状况下乳房的感觉，同时增加自己对乳房变化的知觉，使妇女学习照顾自己的健康，重要性依然值得肯定。所以，我强烈建议每位女性都该学会乳房自我检查，每月至少做一次，为自己的健康做最基本的把关。

当然，早期发现不是完全能解决乳腺癌的方法，毕竟对许多癌症来说，及早发现、及早治疗，其实并无法增加存活率，所以，要远离乳腺癌的威胁，预防才是更好的选择。我个人简单归纳为"吃得对、运动足、睡得好"三个要点（见表2-9）。

根据医学研究：叶酸可以降低酒精所增加的乳腺癌概率，亲自哺乳也可以降低乳腺癌发生概率，每天补充足够的维生素D，多吃鱼、茶、海带、石榴、黄豆及其制品、含纤维素的蔬菜、红葡萄和每天运动30分钟等，都有助于预防乳腺癌。此外，要避免以下的危害因素：每周吃7份以上的牛肉、电离辐射、睡眠不足、开灯睡觉、常值夜班、肥胖、摄入反式脂肪酸和油炸淀粉食品（炸薯条、洋芋片）、使用动物性雌激素等。只要通过正确的生活实践，自然就能降低乳腺癌的发生。

表2-9　吃得对、运动足、睡得好：预防乳腺癌这样做

多补充营养	叶酸可以降低酒精所增加的乳腺癌风险，亲自哺乳可以降低发生乳腺癌的概率，每天补充足够的维生素D，多吃鱼、茶、海带、石榴、黄豆及其制品、含纤维素的蔬菜、红葡萄
避免危险因素	避免摄取过多牛肉、环境电离辐射过多、睡眠不足、开灯睡觉、常值夜班、肥胖、摄入反式脂肪酸及油炸淀粉食品（炸薯条、洋芋片）、使用动物性雌激素等
每天适度运动	每天运动30分钟，也有助于预防乳腺癌

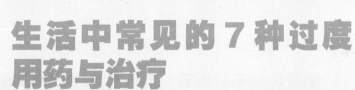

第三章

生活中常见的 7 种过度
用药与治疗

生活中常见的过度用药与治疗 1【感冒治疗】
为缓解感冒，服用治疗各种症状的感冒药
咳嗽、喉痛、发热、流鼻涕……你吃的都只是安慰剂

感冒药治不好感冒，反而会制造疾病与副作用

你不知道的医疗风险的临床案例

"咳、咳、咳……我好像有点感冒了……"

"赶快吃感冒药把它压下来，不然会变严重喔！"

"好好好……快给我吃那个某某牌全效的感冒冲剂。"

你知道吗？感冒其实无药可治，吃了药可能反而拖延病程！

临床案例中的对话，你是否似曾相识？感冒是大家都很熟悉的一种常见疾病，各位想必都有类似的经验：突然打了个喷嚏，或是鼻腔、喉咙开始有些微的疼痛感，这时很多人会觉得自己应该是"受凉了"。为了把感冒压下来，大部分人都会到药房买感冒药；症状严重一点的，则可能会立刻去看医生，希望拿到更专业、有效的感冒药，好让感冒快快好起来。

大家想象不到的是，感冒这种病其实无药可治，无论是通过医生还是药房取得的感冒药，其实都治不好感冒，而且反而会打击身体的自卫机制，制造出慢性鼻窦炎、慢性咳嗽等更为棘手的慢性疾病！

吃了药感觉好多了？ 其实是免疫力的功劳

听到"感冒无药可治"，应该很多人会觉得难以置信："现代医学这么发达，小小的感冒怎么会无药可治？ 而且明明吃药后，症状都有改善，身体也很快就痊愈了呀！"假如你也有这种想法，那就表示你和绝大部分人一样，压根不了解感冒。

很多人不知道，在传统医学里，并没有感冒（common cold）这种诊断，感冒只是一种通俗的说法，泛指病毒感染上呼吸道（咽喉、鼻黏膜）所引发的不适症状，如流鼻涕、鼻塞、喉咙痛、打喷嚏、咳嗽、发热等。它虽然不是什么可怕的严重疾病，但因感冒是由病毒感染所引起的，再加上可以造成感冒的病毒超过两百种，实在难以找出致病病毒，以及目前西医对病毒仍没有广谱的特效药（只有少数特定的病毒有抗病毒药物，可抑制其发展）的情况下，感冒的确仍是无药可治。

所幸，身体本来就有自卫机制——人体的免疫系统，可以帮我们对抗病毒，所以，一般感冒只要没有并发症，1~2周内就能自然痊愈。也正因为如此，所以才给人一种"吃药后，症状有改善，身体也很快就痊愈了"的错觉，事实上，医生所开的或药房购买的感冒药，最多只能稍微缓解感冒的症状，并不能缩短一般感冒的病程，换句话说，你之所以能战胜感冒，靠的其实是免疫力，而不是感冒药。

目前，已有数不清的研究证实：感冒药并无法治疗感冒。美国印第安纳州的一项家庭医学评估便发现：几乎所有常规的感冒治疗方法——包括抗生素、吸入性糖皮质激素、非处方（OTC）抗组胺药，以及减充血剂和镇咳药等，都没有治疗感冒的效果，仅仅能缓解感冒的症状。一篇研究综合了9个全球性的临床试验，共1690名受试者，比较37个项目，包括直接比较，以及与吃感冒药当安慰剂作为对照组的随机对照研究，结果显示：使用解热镇痛药，虽可以改善头痛、耳朵痛、肌肉与关节疼痛等症状，却无法改善咳嗽与流鼻涕等上呼吸道症状，同时也不会缩短病程。

阻止感冒症状＝打击身体自愈力，你在帮哪一边

有鉴于此，感冒药盒的"药效说明"上，通常只会标注"能缓解感冒各种症状"，而不是"治疗感冒"。读到这里，很多人一定会想："感冒药能缓解感冒症状，至少可以在感觉上好受一点。"假如实情真能如此单纯，感冒药就不会被我列为首要的不当用药与治疗了。

表 3-1　吃感冒药消灭的是免疫力，而非病毒

感冒症状	目的	以药物缓解症状的坏处
流鼻涕、咳嗽、打喷嚏、多痰、鼻塞	把病毒等病原体赶出身体	病原体滞留体内
身体倦怠、关节酸痛	提醒你好好休息，让身体复原	症状缓解后便持续操劳，导致体能状况不佳，延长病程

服用市面上贩售的感冒药的问题在于：这类药品所缓解的感冒症状，其实是人体免疫系统在面对感冒病毒时的一种自卫手段。以流鼻涕为例，感冒初期鼻涕流不停，虽然让人困扰，这却是鼻腔黏膜试图将感冒病毒"驱逐出境"的一种方式。假如使用药物减少鼻涕分泌，反而给感冒病毒提供了一个最佳的繁殖环境。同样的，其他扰人的感冒症状也一样，当你用药物缓解这些症状，其实就等于是在打击身体的自卫机制、削弱自己的免疫力。如此一来，感冒症状看似缓解，实际上却是把"短期激战"变成"长期攻防战"，同时，会使得原本的急性感染给慢性化，引发慢性支气管炎、慢性鼻窦炎、慢性咳嗽、慢性肺炎等更棘手的慢性疾病。

除了制造疾病外，感冒药还可能会引发抽搐、心脏疾病、呼吸困难、神经系统疾病等严重的副作用。早在 2008 年，美国食品药品监督管理局（FDA）便呼吁：提醒父母别让两岁以下的幼童服用非处方感冒药、咳嗽药。因为仅是在 2004~2005 年间，就至少有 1500 名两岁以下的儿童因服用这类药物而出现抽搐、心率加快、反应降低甚至死亡等不良反应。在这之后，美国小儿科医学会（American Academy of Pediatrics, AAP）与英国政府的药品和保健产品监管机构也接连提出警告，呼吁 6 岁以下儿童不应该服用感冒药。

这些研究与机构的呼吁对象虽是针对儿童，但见微知著，对成人当然也一样有害，差别只在于儿童的身体尚未发育完全、抵抗能力较差，影响较快而显著罢了。所以在美国、加拿大等欧美地区，医生面对感冒的患者通常不会开药。可惜的是，由于感冒药的取得相当便利，一般药房即可购买，所以自行购买感冒药服用的依然大有人在，其不良影响在儿童身上最为明显，2012年美国毒物控制中心的统计资料显示：感冒药和咳嗽药是导致5岁以下儿童死亡的前20种物质之一[1]，风险不容小觑。

每个人一定都曾有过感冒的经历，然而，感冒用药的风险也最容易受到忽视，因此我在本章"生活中常见的7种过度用药与治疗"中，特别将之列为首要注意的项目，提醒大家务必改掉一感冒就吃成药的习惯，别让原本1~2周内就能自然痊愈的急性感染，在不当用药下，成为纠缠一生的慢性病。

面对感冒症状，别急着当"药罐子"

感冒时不建议吃感冒药，只要多喝开水、多休息，一般在1~2周内就能自然痊愈。但是，电视上常报道一些人刚开始只是感冒症状，但后来却住院甚至是死掉了，不少医生也常呼吁："感冒症状勿轻视。"那么感冒时，我们到底该怎么办呢?

第一步：观察症状，是流行性感冒就立刻就医

对抗感冒，第一步是观察症状，因为感冒和流行性感冒（以下简称为流感）的症状类似，但流感很容易并发肺炎或脑炎等并发症，严重时甚至会导致死亡，所以当有感冒症状出现时，请务必仔细观察。

一般来说，感冒较少引起全身性的症状，主要是流鼻涕、鼻塞、喉咙痛、

---

[1]资料来源：*American Family Physician*，*Am Fam Physician*，2012年。

咳嗽等呼吸道症状，而且不太会发热（3岁以下幼童例外）；至于流感，通常症状发作很突然，头痛、发热、咳嗽、倦怠、全身肌肉酸痛等症状会更严重，病程也比一般感冒长，通常在2周以上。换句话说，感冒时若出现高热、昏睡等严重症状，就可能是罹患流感，建议立刻就医。此外，虽然多数的感冒不会怎么样，不舒服个几天就会好转，但假如长时间感到不适，已超过普通感冒的正常病程（1~2周），或是病程已超过1周却不见缓解，那就表示可能已并发其他问题，应考虑就医。例如：因呼吸道黏膜破损导致继发性细菌感染等，此时便不能再置之不理，必须就医确认，以避免引发更严重的并发症。

第二步：善用三大法宝，战胜并预防感冒

感冒造成的不适症状，如流鼻涕、鼻塞、打喷嚏、咳嗽、喉咙痛、声音沙哑、发热、疲倦、头痛、腹泻等，这些症状是身体免疫反应正在进行自然修复的表现，所以不建议用药物缓解症状，建议多喝温开水、多休息，只要身体有足够的余力应战，通常在5~7天内感冒症状就会缓和下来。更好的做法是从平时就好好调理，不让感冒有机会找上你，"吃得对、运动足、睡得好"这三个法宝能让人处于更好的身体状态，增强自身的体能和免疫力，有效预防感冒。

生活中常见的过度用药与治疗 2【使用抗生素】

为治疗发炎、感染而随意使用抗生素

慎用"敌我不分"的抗生素，才能"肠"命百岁

抗生素会杀死肠道益生菌，引发代谢、免疫问题，甚至癌症

你不知道的医疗风险的临床案例

"医生，我这次感冒咳嗽得很严重，可以帮我输液治疗吗？这样好得比较快！"

"医生，我觉得喉咙很痛，可以开点止痛药吗？"

"医生，我家孩子晚上睡觉一直咳嗽，是不是该吃点抗生素？"

大家知道吗？抗生素并非灵丹妙药，消灭细菌之外，同时也杀死你体内的好菌。

用来杀灭细菌的抗生素，对病毒引起的感冒根本无效

提到抗生素，相信很多人都不陌生，不过就和感冒药一样，一般人对它不是略知一二，就是压根不了解。以感冒为例，有些人拿抗生素当成治疗的灵丹妙药，以为吃了就能药到病除，因此一感冒就想要医生开抗生素；而另一方面有许多人则是迷信特效药或特效注射液，以为这样好得比较快，殊不知这些特殊配方，大部分都是抗生素[1]。

事实上，一般感冒服用抗生素根本没有用，因为感冒是由病毒感染引起的各种不适（见本章第一节），而抗生素只能用来对抗细菌感染。抗生素虽能杀死细菌或阻止细菌继续生长，对于病毒却没有作用。换句话说，一般感冒时，使用抗生素压根无济于事。

有人可能会很惊讶，因为感冒治疗时使用抗生素早已行之有年，很多人吃了的确觉得有效。况且，医生怎么可能故意做出无效诊断或错误治疗呢？其实，这必须从两个方面来谈。

首先，针对病毒感染所造成的一般感冒，患者在使用抗生素后之所以觉得有效，主要是病程的自然发展。因为一般人总在症状出现的第3~7天去诊所或医院看病，而一般病毒引起的疾病，也在7~10天内可痊愈，此时不论你是否接受抗生素治疗，病情都一样正在好转。只是由于有些病人相信抗

---

〔1〕感冒的特效药或特效注射液，成分可能含有治疗症状的药物，如退热药、止咳药、止痛药、止吐药，以及抗生素、抗组胺药、类固醇类药物，甚至维生素等。

生素的药效，因此就以为感冒好转是抗生素发挥了作用。其次，一般感冒虽是由病毒感染所引起，但是在发作过程中，却可能会导致呼吸道受损（例如用力擤鼻涕，导致鼻腔黏膜受损）而并发细菌感染，此时的感冒便不再是一般感冒，而是出现了继发的细菌性感冒，这时使用抗生素治疗就的确有效。

肠道菌群失调造成免疫力低下，得花好几年才能复原

病人的错误认知与不当要求，也是促使无效治疗的主因之一。感冒时，尽管医生认为不需要抗生素，但只要病人坚持希望服用，医生就可能会让步，毕竟对医生说来，感冒本来就只能做症状治疗，开抗生素只不过是让病人满意的举手之劳，况且这样一来，或许还因此避免了可能继发的细菌性感冒，一举两得，何乐而不为？

然而，这么做其实很危险。根据美国疾病控制与预防中心的资料显示，感冒患者至少有 80% 不需要开抗生素，一般感冒使用抗生素，不仅无法加速疾病的治愈，而且还有引发副作用的风险。以常用的抗生素阿莫西林（amoxicillin）为例，即使它已是相当安全的一类抗生素，但据统计：每410 个服用这种抗生素的患者中，还是有一个会出现致命的过敏反应。此外，抗生素对人体也有长远的坏处，因为抗生素会大量杀死肠道里面的细菌（包括益生菌），造成肠道的菌群失调。

很多人以为肠道菌群失调，不过就是消化吸收不良，实际上影响不只如此。首先，我们都知道，肠道属于消化器官，身体所需要的营养大部分在此

处被吸收，并将身体不需要的剩余残渣形成粪便，排出体外。其次，肠道是人体最大、最重要的免疫器官，有7成以上的免疫细胞（如巨噬细胞、T细胞、NK细胞、B细胞等）集中在肠道，另有7成以上的免疫球蛋白A（IgA）也是由肠道制造。由此可知，肠道掌管了人体营养吸收、毒素排除和免疫调节三件大事，一旦肠道健康受损，影响将遍及全身。

最新的研究发现：滥用抗生素不仅会杀死肠道益生菌，同时还会降低中性粒细胞的活性而削弱免疫力，甚至削弱肠道屏障强度，导致外来的异物如细菌、病毒更容易通过肠壁的上皮细胞层渗透到血液循环而进入身体[1]。另外，还有许多研究证实：肠道菌群的平衡，与人体肥胖代谢疾病、自身免疫疾病、癌症与精神及神经退化等疾病皆有密切关联。

曾有《自然》杂志的研究报告即指出：由于长期使用抗生素影响肠道菌群的平衡，进而提高了肥胖、1型糖尿病、肠炎、过敏及哮喘等疾病的发生率，长期下来会降低人体对疾病与感染的抵抗力，事后往往必须花好几年，才能让肠道菌群逐渐恢复正常。

滥用抗生素养出超级细菌，一旦感染将无药可治

此外，抗生素的滥用，还会加速抗药性细菌的出现，甚至产生具有多重抗药性的超级细菌（superbugs）。由于这类细菌会对抗生素产生耐药性、抗药性，甚至是多重抗药性，因此一旦感染，治疗将变得十分棘手，甚至有可

---

〔1〕资料来源：*PLoS Pathogens*，2017年第13期。

能无药可治。例如：近年发现的新德里金属β-内酰胺酶1（NDM-1），就让绝大多数抗生素都束手无策。美国疾病控制与预防中心（CDC）于2017年发现的"噩梦细菌（nightmare bacteria）"，更是拥有不寻常的抗药性，几乎无法治愈，只能选择强化治疗，靠输液和机器维持生命。

事实上，随着全世界出现越来越多的超级细菌，因感染超级细菌而死亡的比例也越来越高，根据美国疾病控制与预防中心的数据：美国每年有超过200万人感染具有耐药性的细菌，至少有23000人死亡。除此之外，英国一项全国性的报告在2015年发表的抗药性细菌研究也指出：全球每年估计约有70万人死于细菌感染。倘若情况继续下去，预估到了2050年，全世界会有1000万人死于抗药性细菌感染。为此，世界卫生组织（WHO）最近也把抗生素的抗药性列为最重要且紧急的议题，呼吁各国政府要介入这个严重的问题。

世界卫生组织所列的超级细菌中，最危急的耐碳青霉烯类鲍曼不动杆菌（CRAB），与耐碳青霉烯类铜绿假单胞菌（CRPA），抗药性于近10年内不断增加，尤其是CRAB，抗药性已增加至63.4%（见表3-2），目前治疗已用到最后一线的抗生素，后面已无药可用，但死亡率仍达5%~15%，可见超级细菌的厉害。因此，若是再继续滥用抗生素，总有一天，我们会连简单的感染都没有药物可用。

表 3-2　重症病房八大超级细菌，抗药性几乎持续增长

超级细菌种类	抗药性成长幅度	
	2006 年	2016 年
CRAB：耐碳青霉烯类鲍曼不动杆菌	33.4	63.4
CRE：耐碳青霉烯类肠杆菌科细菌	0.7	14.7
CR E.coli：耐碳青霉烯类大肠杆菌	0.2	3.7
CRKP：耐碳青霉烯类肺炎克雷伯菌	1.7	21.7
CRPA：耐碳青霉烯类铜绿假单胞菌	13	16.3
VRE：耐万古霉素肠球菌	9.1	41.6
VR E.faecium：耐万古霉素屎肠球菌	24.1	65.3
MRSA：耐甲氧西林金黄色葡萄球菌	82.5	67.2

面对抗生素的选择，建议你可以更加慎重

抗生素能杀死细菌或阻止细菌继续生长，被誉为 21 世纪医学发展里程碑的代表药物。然而，只要一次完整的抗生素疗程，就会对肠道造成莫大伤害，进而影响人体营养吸收、毒素排除和免疫调节，长期使用将可能引发肥胖、自身免疫疾病甚至癌症等严重疾病，再加上抗生素的滥用，还会培养出无药可治的超级细菌。换句话说，抗生素的使用，犹如一把两面刃，我们必须谨慎使用，才能让它发挥应有的效果，同时降低它所可能造成的危害。

【第一步】不自行购买，同时学会判别常见抗生素

抗生素虽然是处方药品，但实际上取得并不困难，因为有些不正规的店，现场没有专业药师，当听到民众要买抗生素，为了留住客户，经常没看顾客

是否有拿医生处方就直接贩售。所以要想避免抗生素滥用，第一步就是不自行去购买它。一般人在感冒或生病时，常常自行到药房买药吃，而且一进门就指定要买"能消炎的药"，殊不知这个消炎药可能就是抗生素。

当然，"可能"并不等于"绝对"，由于"消炎药"是一种民间说法，并不是正式的医学概念，因此市售消炎药除了可能是抗生素，也可能是能缓解红、肿、痛、热等炎症反应的激素类药物（如可的松），或解热镇痛类药物（如布洛芬、阿司匹林）。那么，我们怎么知道自己正在吃的消炎药，到底是不是抗生素呢？其实站在医生立场，无论是哪种消炎药，都不建议擅自购买服用，不过由于防止抗生素滥用的问题已刻不容缓，因此还是在此说明简单的判断方法（见表3-3），以减少民众在不自觉的情况下，过度使用抗生素。

表3-3　两种方法，判断你吃的药是不是抗生素

判断方法1：从药名观察	药名包含"霉素""西林""头孢""环素""沙星""磺胺"[1]的药品（如青霉素），一般就是抗生素
判断方法2：从说明书找线索	一般抗生素的说明书里，会有"对于某某细菌有较好的抗菌作用"的字样

【第二步】不主动要求，并反过来要求医生谨慎使用抗生素

临床上抗生素的使用，有时的确有其必要性，只是过去我们常过度依赖，才会导致抗生素滥用。特别要提醒的是：过度依赖抗生素的人，其实不只是

---

〔1〕编者按：磺胺类药物不属于抗生素，它对细菌有抑制杀灭作用，属于抗菌药物。

一般人，有时连医生也不例外。因此，除了就诊时不要主动要求医生给予抗生素之外，同时，更建议大家积极为自己的用药把关，要求医生更加谨慎地使用抗生素，特别是以下几种状况。

●不应使用抗生素来治疗一般感冒、病毒性呼吸道疾病

根据《变态反应、哮喘与免疫学年鉴》的研究报告指出：抗生素不但无法治疗病毒引起的上呼吸道感染，还会减少免疫细胞激素分泌，导致免疫系统的协调能力出现问题。所以，美国小儿科医学会一再呼吁，罹患一般感冒时，不应使用抗生素治疗；同时只要是因病毒所造成的呼吸道疾病，也都不应使用抗生素，除非确诊感冒已合并细菌性感染，才可谨慎使用。

●特应性皮炎未确认有细菌感染，就不应服用抗生素

一般特应性皮炎患者在皮肤发炎时，皮肤表面常可发现金黄色葡萄球菌，因此医生常给予口服抗生素或抗生素软膏。然而事实上，目前并未确认口服抗生素可改善特应性皮炎的红肿、发痒症状，相反的，在患部未受细菌感染前，贸然使用抗生素，反而会使金黄色葡萄球菌产生抗药性。因此美国皮肤科医学会强调，特应性皮炎患者在皮肤发炎时，除非确定患部已遭到金黄色葡萄球菌感染，否则不应使用抗生素。

●流行性角膜结膜炎，不应使用抗生素

流行性角膜结膜炎（又称病毒性结膜炎、红眼病等），是因为感染腺病毒所造成的疾病，但是总会有医生以预防为目的，让患者先行使用抗生素，造成抗生素的滥用。因此，美国眼科医学会呼吁：医生不应开抗生素给流行

性角膜结膜炎患者，倘若不能排除细菌性结膜炎，应根据必要进行细菌培养，确定已有细菌感染才可用药。

●急性副鼻窦炎，不应随意使用抗生素

副鼻窦炎属于病毒感染，因此患者会出现鼻涕颜色怪异、脸部与牙齿压痛等症状，但一般都会自然康复。所以美国家庭医学会认为：罹患急性副鼻窦炎时，除非症状持续 7 天以上，或是在症状暂时改善之后又出现恶化情况，否则不使用抗生素。

●中耳炎不应随意使用抗生素

中耳炎可分为感染性和非感染性，前者由病毒或细菌引起，后者多是由于咽鼓管受到阻塞所致。由此可知，罹患中耳炎，使用抗生素未必有用。因此，美国家庭医学会呼吁：儿童罹患中耳炎时，医生应先观察其病情发展，于 48~72 小时内进行观察，若症状并不严重，就不应随意开抗生素给患者服用。

【第三步】不随便停药，同时补充足够的益生菌

倘若确诊为细菌感染而引起的疾病，在医生的专业判断下需要使用抗生素，这时抗生素的使用不管口服或静脉注射，通常均需要一个疗程，也就是必须按时服用一定的天数。此时，务必要遵从医生的指示用好（即固定间隔服药，让血液里持续有一定量的抗生素）、用满（不可因为病情稍有起色就自行停药）抗生素，以免制造出抗药性细菌，并让它伺机而起。

值得注意的是，根据英国布莱顿医学院的感染科专家于 2017 年《英国

医学杂志》公开的随机控制前瞻研究结果指出：目前绝大多数的抗生素疗程都超过实际的需要，以前认为抗生素给药的时间不够，会增加抗药性菌种生成；但事实上大多数的抗生素给予其实只需要一半的时间就够了。例如：腹腔的败血症，标准建议治疗时间是 7~14 天，可是随机的研究显示：其实 4天就足以达到同样的效果，过度使用反而会使身上细菌的抗药性增加（见表3-4）。因此，在无法避免使用抗生素时，建议可与医生仔细讨论，根据这些随机研究的结果，把抗生素的使用天数减少到适当的时间，以避免培养出更多的超级细菌。

表 3-4　英国布莱顿医学院提出的新版抗生素疗程

抗生素治疗疾病	标准的建议治疗时间	英国布莱顿医学院建议
链球菌咽喉炎	10天	3~6天
社区获得性肺炎	10天	5天
肾盂肾炎	14天	5~7天
腹腔的败血症	7~14天	4天
蜂窝织炎	7~14天	5天

此外，由于抗生素会杀死肠道细菌，因此在服用抗生素时，建议同时加强补充益生菌。而且加强补充益生菌的时间，至少为抗生素疗程时间的一倍。例如：服用抗生素 7 天，就至少应加强补充益生菌 14 天，以帮助肠道菌群恢复正常。

生活中常见的过度用药与治疗3【女性更年期治疗】

以激素补充疗法，治疗女性更年期综合征

别让错误治疗引发一连串肌瘤、癌症、痴呆、尿失禁与心血管疾病

美国国立卫生研究院证实：激素疗法会增加乳腺癌风险

你不知道的医疗风险的临床案例

现年47岁的陈小姐是一位职业妇女，工作、家庭两头忙，常让她一沾枕头就可入睡。然而近半年来却一反常态，不是躺在床上翻来覆去睡不着，就是睡到半夜胸口发热、浑身盗汗而醒，个性也变得急躁、不耐烦，常无法控制情绪，对丈夫、儿子大发脾气。就诊后，才知道原来这些现象都是更年期综合征会出现的症状，医生建议她用激素补充疗法来改善。但这真的是最好的选择吗？

88

激素制剂，是由动物胎盘或胸腺萃取而成

女性在 45~55 岁期间，卵巢功能开始衰退，不再周期性地排卵，月经次数将变得不规则并且逐渐减少，直到最后不再有月经，也就是停经。这个生殖功能逐渐降低到完全停经的过渡期，就是我们所熟知的更年期，此时由于激素分泌不足，约 8 成的妇女会产生一些不适的身心症状，也就是更年期综合征，常见如：发热潮红、盗汗、心悸、失眠、阴道萎缩干涩、尿道萎缩、焦虑、烦躁、情绪不稳定等。由于这些症状有时会严重影响女性的生活品质，为了改善症状，临床常以激素补充疗法（hormone replacement therapy, HRT）来改善。

所谓激素补充疗法，包括补充雌激素、孕醇（或称黄体酮）、雌激素合并孕酮等所有的制剂，以及替勃龙等类激素。药物形态则分为口服、经皮及经阴道等用药方式。值得注意的是，这项疗法所补充的激素，其实是由牛、羊等动物的胎盘或胸腺萃取而成，由于其具有模仿身体激素的效果，因此使用这种治疗方法的女性，更年期症状可明显缓解，甚至还会觉得自己变得更年轻有活力，是目前治疗更年期症状最有效的方法。

可惜的是，这项疗法实际上对女性健康有很大的风险，其中最全面的证据，来自 2002 年美国国立卫生研究院，针对妇女健康促进计划（WHI）所进行的大型随机临床研究，该研究共有 27000 多名年龄在 50~79 岁的健康女性参与，先后进行雌激素加孕酮治疗的研究，以及雌激素单独治疗研究两项实验，结果发现：合并使用雌激素与孕酮治疗，虽可降低骨折风险 0.67 倍及直肠癌风险 0.63 倍，但乳腺癌罹患率却会增加 1.26 倍；心血管疾病（心肌梗死、脑卒中、血栓）发生率也增加了 1.29 倍，显示使用激素制剂弊多于利。因此，为了保护这些受试妇女的健康，这项研究不得不被迫中止。

越补洞越大？ 激素补充疗法潜藏 5 大风险

此外，在 WHI 的初步研究报告中，虽然与服用安慰剂的女性相比，采用激素补充疗法的妇女，直肠癌风险略微降低，但随后的试验分析中，却没有证据可表明雌激素单独使用或雌激素加孕酮，对直肠癌的肿瘤分期或结直肠癌的死亡风险有任何影响。换句话说，激素补充疗法与降低直肠癌风险的关系其实尚缺少足够的证据验证；然而对身体的危害却相继得到证实，目前确定的有以下风险。

● **尿失禁**

激素补充疗法常用于治疗停经后妇女的尿失禁，但事实上，不少研究皆显示：激素补充疗法反而会增加尿失禁的状况。首先是在 1993~1998 年，WHI 进行了一项针对更年期妇女的多中心、双盲、随机的实验，结果发现：人体若长期使用激素补充疗法，将提高尿失禁的发生率。

2005 年，心脏与雌、孕激素替代研究（The Heart and Estrogen/progestin Replacement Study，HERS）亦发表了评估激素治疗对压力性及急迫性尿失禁的风险效应，结果显示：以激素补充疗法治疗，4 年后会增加每周 12%

的急迫性尿失禁发作风险，以及增加每周 16% 的压力性尿失禁的额外风险。

● 子宫肌瘤、子宫恶性肿瘤

早在 1970 年便有研究发现：使用雌激素治疗会导致子宫肌瘤生长，甚至会因此压迫邻近器官、导致疼痛以及需要切除子宫。其中有两项大型研究还指出：使用雌激素会提高子宫恶性肿瘤的风险。

● 痴呆

根据 WHI Memory Study 的研究显示：无论是单独使用雌激素，还是合并使用雌激素与孕酮，都会增加痴呆的风险。尤其是 65 岁以上绝经后的妇女，如果合并使用雌激素与孕酮，痴呆的风险将增加一倍。

● 心血管疾病（脑卒中、血栓和心脏病发作）

1990 年代后期的观察型研究和随机对照型研究（包括 HERS 和 WHI）都显示：口服激素疗法会增加静脉血栓栓塞的风险。而在 WHI 研究中，无论是单独使用雌激素，还是合并使用雌激素与孕酮，女性脑卒中、血栓和心脏病发作的风险都有明显增加的现象，但这种风险，也会于停止服用药物后恢复正常。

此外，1997 年某药厂进行使用雌激素预防心脏病的研究也发现：比起吃安慰剂的妇女，服用激素的妇女在一年之后心血管并发症的比例明显较高。

● 乳腺癌

WHI 研究发现，合并使用雌激素与孕酮，会导致乳腺癌的风险增加，

91

而且这些女性的乳腺癌在诊断时似乎都较大，更有可能扩散到淋巴结，死亡率也因此更高（服用雌激素与孕酮的乳腺癌患者，死亡率为每一万名妇女每年2.6人，而安慰剂组只有1.3人）。同时研究还发现：无论是单独使用雌激素，还是合并使用雌激素与孕酮，使用激素补充疗法的妇女，往往需要进行更多次的乳腺X线甚至乳腺活检，才能确定乳腺X线检测到的异常是否为癌症。这也显示使用激素补充疗法的妇女较难以乳腺X线早期检测出乳腺癌。

更糟糕的是，根据芝加哥大学一项对于146万例乳腺X线的研究[1]专家们发现：黑人、超重者，以及乳腺组织密集（如亚洲妇女）的女性，使用激素补充疗法的风险较高。由此也显示出：相较于欧美女性，亚洲女性进行激素补充疗法有更高的风险。

面对女性更年期综合征，建议你可以补充相关的营养物质

虽然激素补充疗法的确可有效改善女性更年期症状，也是目前治疗更年期症状唯一的有效方法，但有鉴于几种并发症皆相当严重，为此，美国食品药品监督管理局不得不要求：凡激素疗法药物（包括单独使用女性激素、女性激素与孕酮并服），都需于包装上加注"会增加心脏病、脑卒中、血液凝固与乳腺癌风险"等警语，同时建议妇女不要长时间、大剂量使用。最好是

---

[1]资料来源：*Journal of the National Cancer Institute*，2013年第105期，第1365—1372页。

在最短时间内、以最低剂量的激素疗法来控制更年期症状。

　　身为医生，我认为激素补充疗法所承受的风险太大，各位不该轻易涉险，更年期症状除了通过日常作息的调整来改善，还可以补充一些饮食营养，一些已被证实可缓解更年期症状的食物，不妨可以试试。

生活中常见的过度用药与治疗 4【降血脂药物】
因胆固醇过高，服用降血脂药物
先调整饮食和运动，因降脂药"伤肝败肾"风险高，且延长寿命效果不显著

全球最常用的降血脂药物，潜藏致命副作用

你不知道的医疗风险的临床案例

30岁的陈小姐，工作压力不小，下班后总要以美食来犒赏自己。可是最近一次健康体检后，医生竟指着体检报告上偏高的胆固醇、三酰甘油，表示陈小姐胆固醇过高，如果不吃药控制，未来可能会有动脉硬化，并产生并发症。

65岁的王伯伯是个肉食主义者，特别爱吃肥滋滋的五花肉，最近参加一个为老年人举办的健康体检，结果报告显示血脂过高。由于王伯伯本身患有冠状动脉性心脏病（简称冠心病），因此，医生叮嘱必须长期吃药治疗预防发作。

他汀类药物风险过高，临床使用标准应严格制订

现代人在外就餐概率高，加上为了满足口腹之欲，饮食越来越精致，连带也形成不少现代文明病，高血脂正是其中之一。

所谓的血脂，简单来讲就是血液中的脂肪。在一般的健康体检中，血脂的检查项目包含：总胆固醇、高密度脂蛋白胆固醇（HDL-C）、低密度脂蛋白胆固醇（LDL-C）以及三酰甘油（TG）。由于过去有很多研究证实：血脂过高是诱发心血管疾病（动脉粥样硬化、心脏病、脑卒中等）的主要因素之一。因此，在检查时一旦发现血脂超标（胆固醇过高），许多人常希望医生能给予降血脂药物，帮助血脂（胆固醇）尽快恢复正常，以降低心血管疾病的风险。这样积极的讨药治疗是否正确呢？

事实上，降血脂的药物可能没你想得那么有效，而且甚至还可能延伸出其他致命的问题。以目前全球最广泛使用的降胆固醇药物——他汀类药物为例，其效果就令人存疑。像是2015年《世界心脏病学杂志》[1]研究便提到：根据胆固醇假说的推论，按理老年患者（PROSPER 研究）、心力衰竭患者（CORONA、GISSI-HF 研究）和肾衰竭患者（4D、AURORA、SHARP 研究）等心血管疾病的高风险患者，若同时伴有高血脂问题，那么在服药降低胆固醇后，死亡率应该能因此下降，但实际上并未如此。

---

〔1〕资料来源: Cholesterol confusion and statin controversy。作者: Robert DuBroff。来自期刊《世界心脏病学杂志》(*World Journal of Cardiology*, *World J Cardiol*)，2015 年第 7 期，第 404—409 页。

国际知名的考科蓝（Cochrane）系统评价机构进行的荟萃分析[1]也发现：外周动脉疾病患者及急性冠脉综合征（acute coronary syndrome, ACS）患者，即使服用他汀类药物降低胆固醇，但死亡率也没有因此降低。圣弗朗西斯心脏研究（St. Francis heart study）也发现：冠状动脉钙化评分（CAC）[2]很高的无症状者，在随机进行他汀类药物治疗后，死亡率也没有因此降低。此外，糖尿病被认为是冠心病风险等价物，但在评估他汀类药物在治疗糖尿病中作用的3项随机对照试验中，也均未能显示此药物治疗有助于降低总死亡率。

　　通过这一大堆艰深的研究与数据，我们可以发现：诸如老年人、糖尿病患者、心力衰竭患者、肾衰竭患者等心血管疾病的高风险人群，都无法因为他汀类药物降低胆固醇而变得更健康（毕竟整体死亡率并没有因此下降），可见其真实作用值得商榷。

　　不仅如此，降血脂药物还可能引发其他致命的风险。2013年 *Open Journal of Endocrine and Metabolic Digease*[3]研究显示：他汀类药物不仅缺乏心血管保护的证据，还会增加年轻患者罹患糖尿病和白内障，以及老年患者罹患癌症和神经变性疾病的概率，甚至可能增加冠状动脉和主动脉钙化的风险。

---

　　[1] 荟萃分析系指收集医学文献中所有与某题目相关的随机对照实验（randomized, placebo-controlled trial, RCT）的研究报告，按照该组织制定的评审标准，剔除那些不符合标准的文献，根据对标准符合的程度把文献分为不同等级，再将它们组合在一起进行综合评价。
　　[2] 冠状动脉钙化评分是心血管风险的最佳预测指标之一，冠状动脉钙化评分越高，心血管风险也越高。
　　[3] 资料来源：The Ugly Side of Statins. Systemic Appraisal of the Contemporary UnKnown Unknowns。作者：S. Sultan, N Hynes。来自期刊 *Open Journal of Endocrine and Metabolic Diseases*，2013 年第 3 期，第 179—185 页。

2015 年《临床药理学专家评论》的一份研究报告[1]也指出：统计学"障眼法"使他汀类药物看起来安全有效，但实际上，他汀类药物会显著增加糖尿病、白内障、肌肉骨骼疾病（如横纹肌溶解综合征）、癌症等的风险。换句话说，服用他汀类药物降血脂，反而可能引病上身、使健康恶化。有鉴于他汀类药物可能造成多方面的巨大健康风险，学界也一再呼吁：应重新对其临床使用标准进行严格的评估。

降血脂药物对肝肾损害极大，用药期间须定期做肝、肾功能检查

很多人可能会觉得纳闷："既然他汀类药物风险这么大，为何不干脆禁用呢？"其实这就是我们先前提到的，几乎所有的药物，在所具有的疗效之外，同时也有大大小小无法避免的副作用。医生往往必须权衡利弊得失，在两害相权取其轻的情况下用药。换句话说，降血脂药物并非完全不能用，而是必须更加谨慎地使用。

问题是，在整个医疗系统最顶端的意见领袖，不仅会在药品广告横飞的学术期刊中发表文章，同时也常主持药厂赞助的研究，并在受赞助的研讨会中教育同僚及学生，更因为他们一再地把标准放得更低，相对也使更多人变成高血脂患者。

话虽如此，我们也无须矫枉过正，假如已经发生了心肌梗死还不控制胆固醇，那就真的是置自身性命于不顾。只是一般血脂超标的人，我认为千万

---

[1] 资料来源：《临床药理学专家评论》（*Expert Review of Clinical Pharmacology*, *Expert Rev Clin Pharmacol*），2015 年第 8 期，第 201—210 页。

不可轻易用药，在用药之前，应先通过运动、饮食调节等方式改善。且由于这些药类对肝肾损害极大，所以万一非得用药，建议需定期进行肝、肾功能检查。

服用太多降胆固醇药，反而会引发痴呆

很多血脂（胆固醇）过高的老人家，为了预防心肌梗死，往往会依赖降血脂（胆固醇）药物来控制血脂，殊不知降血脂（胆固醇）药物不仅缺乏心血管保护的证据，反而会增加冠状动脉和主动脉钙化的风险，而且吃多了，还得小心痴呆上身！根据美国食品药品监督管理局资料显示，一般降血脂（胆固醇）最常使用的他汀类药物，可能引起失忆症、记忆混乱等认知障碍，使患者出现非严重、可逆性的记忆损伤；此外，他汀药物还可能导致血糖上升、增加糖化血红蛋白浓度，因此早在2014年，美国食品药物监督管理局就明令修改他汀类药物使用说明书，将痴呆、记忆混乱、血糖上升、糖化血红蛋白浓度上升等药物相关副作用加入药物使用说明书当中。

面对血脂（胆固醇）过高，建议你先分清好和坏胆固醇

假如发现自己的血脂超标（胆固醇过高），在设法要降血脂之前，提醒大家再仔细检查一下数据，因为血脂肪的检查项目包含总胆固醇、高密度脂

蛋白胆固醇、低密度脂蛋白胆固醇以及三酰甘油，假如是总胆固醇超标，那其实不用太担心，这可能和个人的饮食习惯有关。

现在多项研究也证实：总胆固醇本身并不会增加心血管疾病的风险。所以，2017 年心脏医学会就已经把总胆固醇从必须治疗的目标中拿掉了。换句话说，血脂检查有红字（指数异常），还得确定红字的项目，如果是低密度脂蛋白胆固醇或三酰甘油超标，才需要特别注意。

生活中常见的过度用药与治疗5【卵巢摘除手术】

进行子宫手术时，为预防卵巢癌顺便切除卵巢

错误的预防医疗：因对未来的担忧而切除健康的器官

无故摘除健康的卵巢，反而造成女性提早死亡

你不知道的医疗风险的临床案例

好友的爱人已年近50岁，由于子宫长了不少肌瘤和腺瘤，因此虽然已进入更年期，但每次月经来时仍痛到受不了，于是在医生的建议下，决定手术摘除子宫。此时医生还建议她，不妨在手术时顺便拿掉卵巢，反正未来已不再有生育需要，而且自更年期的阶段开始，卵巢功能已逐渐衰退，不久后终将失去功能，留着反而得担心患卵巢癌。

这项建议让夫妻俩听了相当动心，只是不免多少有些犹豫，毕竟器官一旦摘除，就回不去了，为此特别来电询问我："我到底该不该为了预防卵巢癌，而顺便摘除卵巢呢？"

停经后，卵巢仍会分泌保护心脏、强健骨骼的激素

有很多女性，虽然卵巢没有任何问题，但因为已没有生育需要或已停经，同时又因疾病而需进行子宫手术，所以就在医生的建议下，于子宫手术时"顺便"摘除卵巢，目的是为了预防卵巢癌。根据美国妇产科医师学会的期刊中刊登的研究，每年将近 60 万名需进行子宫切除术的女性中，至少有半数会同时切除卵巢，特别是 45 岁以上的患者，这几乎已成为"标准医疗程序"。

因为手术的支持者大多认为：这么做可以消除未来可能罹患卵巢癌的危险性，即使这些患者的卵巢并没有问题，而且也没有卵巢癌的家族史，但事前预防总好过追悔莫及。只是这么做，真的就能防患于未然吗？事实上刚好相反，无故摘除健康的卵巢，反而会使女性陷入更高的死亡风险之中。

加州大学洛杉矶分校医学院的临床教授威廉·帕克（William Parker）医生，在回顾了 20 年来针对摘除卵巢发表的研究后发现：摘除卵巢的女性更容易死于冠状动脉性心脏病，而且髋关节骨折的风险也会提高，因为卵巢即使在停经后，其实还是能够分泌保护心脏、强健骨骼的激素。这项研究也发现：摘除卵巢反而会造成女性早夭，假如年龄为 50 岁的女性，摘除与不摘除卵巢的女性各有一万个人，30 年后，摘除卵巢组的死亡人数会比不摘除卵巢组的死亡人数多出 858 人，可是死于卵巢癌的人数，只比不摘除卵巢组少 47 人，这足以显示女性在摘除卵巢后所需承受的健康风险，其实远高于保留卵巢。

想预防卵巢癌，建议你做好环境避险与防癌调理

人体内并没有无用的器官，因此除非不得已（例如恶性肿瘤），否则实在不该无故切除。以好友爱人的情况为例，我认为若是可以，甚至应该尽量保留子宫，当然健康的卵巢就更不该无故摘除——即使是有卵巢癌家族史的女性也一样。就像因噎废食，根本是本末倒置。不过，必须进行子宫手术的女性，既然有生殖系统疾病，的确是卵巢癌等生殖系统癌症的高风险人群，因此，对于生殖系统癌症的防治，应该更加小心，此时我建议应从环境避险与防癌调理两方向着手。

【环境避险】远离环境激素，不喝脱脂奶

激素是引发生殖系统疾病的主要因素之一，所以本身已有生殖系统疾病的女性，应该更小心不必要的激素刺激。此时，除了注意生活作息，避免体内的激素失衡，同时更要远离环境激素，以避免其扰乱正常激素的运作与平衡。

环境激素又称为内分泌干扰物质（endocrine disrupter substance, EDS），它会模拟人体内的天然激素，欺骗细胞受体，进而影响体内激素的运作，引发人体严重的错误反应，对人体的影响极为深远，对生命体与其后代都会产生不利的健康影响。环境激素除了可能导致内分泌系统失调、生殖系统受损、不孕症、胎儿发育不全、儿童发育迟缓、皮肤病变，联合国环境署（UNEP）和世界卫生组织提出的报告甚至指出：环境激素与各式和激素有关的癌症，如乳腺癌、卵巢癌、前列腺癌、睾丸癌、甲状腺癌等有密切的关系。因此，

本身已有生殖系统疾病的女性，应该更小心环境激素的危害。

由于环境激素并非某种特定的化学物质，而是只要可能影响内分泌系统作用的化学物质皆包含在内，所以种类非常多，目前已知就有多达 70 种化学物质被列入其中，主要项目包括：农药杀虫剂（如 DTT）、工业产品（如多氯联苯 PCB）、塑化剂（如邻二甲苯类）、金属污染物（如甲基汞、铅）、其他化学副产物（如二噁英）等。这些成分不仅常见于杀虫剂、电子产品、化妆保养品等合成产品中，有些甚至早已进入环境里，是生活中难以全面避免的污染物，而且随着学者对化学合成物的日益了解，未来会确认为环境激素的化学物质还可能继续增加。这样看来，环境激素似乎无所不在，防不胜防。大家先别紧张，其实只要注意饮食，就能远离大部分的环境激素。

基本上，饮食中的环境激素，主要经由两种途径进入人体：食物与容器。首先在食物方面，二噁英容易累积在脂肪、乳制品中，而甲基汞则常累积在大型鱼类体内；至于容器，其实就是指塑胶材质的食物容器，因为只要是曾与塑胶接触过的食物，无论生食、熟食、冷食、热食都可能遭受塑化剂或双酚 A 的污染，所以最好避免使用塑胶餐具或免洗餐具，同时尽量少喝塑胶瓶装水或饮料，不用保鲜膜烹调或保存的食物，就能大幅减少塑化剂或双酚 A 的暴露。

此外，有些人有喝脱脂牛奶的习惯，这里要特别提醒，假如要喝牛奶，还是不要喝脱脂的比较好，因为牛奶脱脂后，会导致抑制癌症的共轭亚油酸与维生素 D 的流失，但其中的胰岛素样生长因子却不会减少。有研究指出，喝脱脂牛奶量的多少与女性卵巢癌、男性前列腺癌有一定相关性，应引起大家关注。

【防癌调理】补充维生素 D、番茄红素与异黄酮，预防癌症

接下来要做的是调理，近年来已有许多癌症的人体对照双盲研究指出：适当补充一些营养补充品，不仅能帮助我们远离癌症危害，甚至有助于癌症患者对抗癌症。在卵巢、子宫与乳房癌变的防治上，我推荐可适度补充以下两种营养素。

● 维生素 D

维生素 D 近年来被各界誉为"超级营养素"，已有多项人体对照双盲研究证实：维生素 D 可以促进细胞凋亡，防止癌细胞的增生与扩散，在癌症预防上扮演着关键性的角色。《美国国家科学院学报》研究发现：居住地距离赤道的远近，不仅会影响人体内维生素 D 的含量，同时也会影响癌症的存活率。例如：澳大利亚等国的结肠癌、肺癌、乳腺癌和前列腺癌病人存活率，便比北欧国家的病人高出 20%~50%。美国马里兰州贝塞斯达国家癌症研究所，针对 1984—1995 年间，美国 24 州的乳腺癌、卵巢癌、大肠癌、前列腺癌及皮肤癌病人所做的回顾性研究也显示：在阳光充沛的地区，虽然的确有较多人死于皮肤癌，但死于其他种类癌症的病人却相对较少，特别是大肠癌及乳腺癌。

此外，2007 年《美国临床营养学杂志》研究也指出：定期服用维生素 D_3 和钙的妇女，癌症的发病率较一般人减少了 60%。另有研究报告显示，

维生素 D 的浓度与乳腺癌的罹患率呈反比，而且明显可见剂量多寡的关系，也就是体内的维生素 D 浓度越高，乳腺癌的发生率越低。

值得注意的是，一般人以为只要晒太阳就能获取维生素 D，但事实上，全球各地研究皆显示：不少人有维生素 D 不足的问题，因此建议需通过营养补充品来补充；此外，假如想通过日晒来获取维生素 D，建议最好晒中午的太阳，因为中午的紫外线 UVA 和 UVB 的比例最好，能使人体获得最多的维生素 D，但又最不容易导致皮肤癌；大约晒 10 分钟就能获得一天所需的维生素 D，但记得别涂防晒霜，否则会影响维生素 D 的生成。

江医生的常识补充站

过度防晒，对黄种人来说，会导致骨质疏松症

想要拥有强健的骨骼，除了注重钙的摄取，足够的维生素 D 也是不可或缺的营养素。然而很多人都知道，人体只要有足够的日晒，就能自然合成维生素 D，因此对于黄种人来说，提到预防骨质疏松，往往只会想到补充钙，但事实上维生素 D 的补充一样不可忽略。

日晒合成维生素 D 的能力与肤色有关，肤色越浅，合成能力越强，所以黄种人通过日晒合成维生素 D 的能力本来就比白种人弱。

因此我认为除了通过适度补充营养品，还得注意不要过度防晒，否则不仅容易导致骨质疏松，还可能衍生不孕、肥胖、心血管疾病等健康问题，可就得不偿失了。

● 番茄红素

番茄红素（lycopene）具有极佳的抗氧化能力，可增强人体免疫力，消除造成人体疾病和老化的元凶——自由基，防止因自由基作用所造成的组织病变与癌化，并可抑制癌细胞的增生与扩散。美国研究发现，吃含有大量番茄红素的食物（一周吃 7 次与一周吃 2 次相比），可以降低 50% 的癌症（包括胃癌、结直肠癌、胰腺癌、肺癌、卵巢癌）发生率。

另一项由美国数个大学与医学中心的共同研究发现：每日口服 30mg 番茄红素（实验组）3 周，可使血浆中前列腺特异性抗原（PSA）浓度下降 18%；未食用番茄红素者（对照组）则增加 14%，且对照组有 8 成病人，手术切缘受到癌细胞侵犯，但是实验组仅有 2 成病人，由此显示补充番茄红素似乎能抑制前列腺癌细胞的生长。意大利男性罹患前列腺癌的比例为全球最低，推估也与意大利料理中广泛使用番茄有关。

由于番茄红素广泛存在于番茄、红辣椒、西瓜、番石榴、木瓜、杏仁、茄子、红肉葡萄柚、樱桃、李子、甜椒等红橙色蔬果与其制品中。因此只要多吃这类食物，其实就能补充番茄红素。值得注意的是，番茄红素属于脂溶性的物质，而且稳定性相当好，不仅不像维生素 C 等营养素会因为烹调而流失，反而因烹煮破坏番茄的细胞壁和组织而释放更多的番茄红素，因此意大利料理常用的番茄糊，番茄红素浓度最高，其次是罐装意大利面酱，番茄酱排第 3，番茄汁排第 4，浓缩番茄汤排第 5，生番茄反而敬陪末座。唯一要注意的是，加工处理的番茄制品，多半盐分及热量都偏高，选购时要特别留意。

番茄红素、维生素C等抗氧化剂，是癌细胞最喜欢的"糖果"——

提到番茄红素、维生素C等抗氧化剂，很多人都认为它具有保护DNA免受自由基（reactive oxygen species，以下简称ROS）等氧化物质伤害，进而预防癌症等疾病的保健效果[1]，但对于癌症患者来说，抗氧化剂却可能是癌细胞最喜欢的"糖果"！

根据David Tuveson和Navdeep S. Chandel两位教授发表在《新英格兰医学杂志》上的研究[2]显示，与癌细胞增生有关的ROS是发生在线粒体上，而摄食的抗氧化剂一般作用于细胞质内，并不在线粒体上发挥作用；此外，一般癌症治疗其实是通过大幅提高ROS的方式来杀死癌细胞（因此癌症治疗在杀死癌细胞的同时，也会杀死正常细胞，损害正常的组织和器官），因此服用抗氧化药物，或食用富含抗氧化剂的食物，不但可能对癌症治疗没有好处，反而会助长癌细胞的"气焰"。

不仅如此，近年还有许多研究发现，抗氧化剂未必能保障健康，一项心脏预后评估试验[3]发现，每天服用400U剂量的天然维生素，与安慰剂对比并不会减少心脏病发作、脑卒中或死于心脏病的人数。2018年，

---

〔1〕资料来源：*Annals of Internal Medicine*，2014年第3期。
〔2〕资料来源：The Promise and Perils of Antioxidants for Cancer Patients。来自期刊《新英格兰医学杂志》。
〔3〕资料来源：作者：Yusuf S。来自期刊《新英格兰医学杂志》。

多伦多大学在 *Journal of the American College of Cardiology* 上发表的荟萃分析[1]，综合 2012 年后 1496 篇的保健品研究，发现服用综合抗氧化剂营养补充品（不包含硒）反而会增加总死亡率。

那么，难道我们不该抗氧化吗？其实，过量的 ROS 会引发细胞毒性，可 ROS 对身体来说却是必不可少的，所以一如本书的主题"过度医疗"，适度的保健补充虽然对健康有益，但过度就反而有害了。

---

〔1〕资料来源：*Journal of the American College of Cardiology*，*J Am Coll Cardiol*，2018 年第 71（22）期，第 2570—2584 页。

生活中常见的过度用药与治疗 6【心导管及支架手术】

为预防心肌梗死，贸然进行心导管及支架手术

急救措施无法先做备用！控制"三高"与体外反搏疗法是更佳的方案

JAMA：预防性安装心导管和支架，无法延长患者寿命

你不知道的医疗风险的临床案例

　　过去有位 60 岁的男性患者，除了尿毒症，他的心脏问题也相当严重，3 年间就因心脏病而做了 7 次冠状动脉介入治疗，心脏里总共装了 6 个支架，原以为装支架至少可以维持生活品质，没想到反而每况愈下，日常不仅只敢做最基本的活动，肾功能也更加岌岌可危，每次见面，他总会向我感叹，觉得自己"不如归去"……

近三四十年来，癌症死亡人数连年居冠，而一般心脏病只要好好控制，就可以将患者的症状降低到轻度以下，让病情不致恶化，同时再加上近年来冠状动脉介入治疗（如心导管、心支架）的蓬勃发展，因此，让许多人反而忽视了心脏病的危险性。很多患者以为只要平时带着硝酸甘油，胸闷了就去做导管、支架，就可以解决心脏病，但真的是这样吗？

预防性地安装心导管和支架，无法预防心肌梗死或减少死亡率

事实上，根据世界卫生组织资料显示：心血管疾病在过去 15 年中，一直是全球第一号杀手，每年造成超过 1700 万人死亡，而这个数据占全球死亡总人数的 31%，其中有 740 万人死于心脏病，这些数字不但在逐年增加，而且患病年龄还趋向年轻化。

值得注意的是，台湾近 10 年来因心脏疾病死亡者，已从每 10 万人有 56.7 人的比例增加到 87.6 人，增长 54.5%；远比因癌症死亡由 175.9 人增加到 203.9 人，增长 15.9% 的死亡人数增长率还多。

若把焦点转移到 65 岁以上高龄人口死亡率的 10 年变动情况，心脏疾病死亡率较 2007 年增加 16.3%，癌症死亡率则较 2007 年下降 11.6%。问题是，台湾的心脏病治疗技术一直在不断进步，而"心导管球囊扩张术"和"支架放置术"更是广泛开展，但为什么心脏病的发生率与死亡率仍然无法降低？

答案很简单，因为这些心脏手术并无法治愈心脏，所以进行这些手术，无助于挽救患者的生命或预防心脏病发作。

目前在台湾心脏病治疗方法包括：调整生活方式、药物治疗以及抢救心肌梗死的冠状动脉搭桥手术、心导管球囊扩张术和支架放置术等，而当中的心导管球囊扩张术和支架放置术，又可统称为"经皮冠状动脉介入治疗（percutaneous coronary intervention，PCI）"。手术时，只要从患者腿部腹股沟或手上的动脉穿入导管，接着沿主动脉到冠状动脉，并伸入其阻塞部分慢慢贯穿，最后再通过球囊或支架撑开血管，使血管的内径变大、增加血流量，以达到治疗的目的。

由于亚洲人对开胸手术的接受度低，因此相较于必须开胸进行的冠状动脉搭桥手术，这种不用开刀的介入性治疗，近年来发展相当迅速。不能否认，心导管球囊扩张术和支架放置术，的确可以在心脏病发作的急性期有效地延长患者的寿命，也正因如此，所以这项技术经常被过度使用。

事实上，真正需要心脏手术的人并没有那么多，因为紧急导管和支架虽然可在急性心肌梗死时拯救病人的生命，但《美国医学会杂志·内科学》[1]及知名的COURAGE研究[2]等皆早已证实：对一般胸痛（也就是稳定型心绞痛[3]）的病人来说，进行这项手术并无法挽救他们的生命，或是预防心肌梗死的发作。只是大多数的患者往往会因为急性心肌梗死时安装导管、支

---

〔1〕资料来源：《美国医学会杂志·内科学》（*Journal of the American Medical Association Internal Medicine*，*JAMA Intern Med*），2014年。

〔2〕COURAGE研究主要在于皮冠状动脉血运重建，以及积极地指导驱动药物评估，目前仍有许多医生和学者进行实验。此处的研究刊载于2015年11月《新英格兰医学杂志》。

〔3〕稳定型心绞痛是指胸痛症状在运动中发生，在休息或使用硝酸甘油时可改善，而且在一个月以上都没有大变化。而休息状态下也发作的心绞痛，或是一般心绞痛之发作次数、程度和持续时间（例如15~30分钟）比之前更严重，或是对药物反应减弱，以及在心导管治疗和搭桥手术后仍有胸痛者等，则属不稳定型心绞痛。

架而成功挽救生命的病例，而保有"心导管、支架能延长心脏病患者寿命"的偏差印象，因此，常在心脏病并未发作时就预防性地安装了支架，殊不知这么做不仅没有帮助，甚至还有很高的风险。

2007年英国的国王学院找了200个有稳定型心绞痛的病人，将病人随机分为两组：其中105人执行球囊导管扩张术；另外95人做了假的手术，在6周之后，评估病人们运动的耐受度，结果发现两组都没有差别。纽约州立大学水牛城分校医学院心血管专家波登经过5年临床试验也发现：服用降脂药（降胆固醇）等药物又安装支架的患者，与只服药者相比并没有活得更久，心脏病发作概率也没有比较低。其后续的新研究还发现：早年认为安装导管、支架，至少病人的症状（如胸部疼痛、呼吸急促及其他因血管堵塞而引起的症状）可以因此得到改善，但这项优点后来也逐渐消失[1]。

从2007年开始一直持续到2014年，整合分析所有大型长期追踪稳定型心绞痛的COURAGE研究也发现：对于稳定型心绞痛的病人而言，球囊扩张术或支架治疗仅能暂时性地缓解胸痛，无法预防心肌梗死和减少死亡率[2]。

手术要注意出血、肾衰竭甚至死亡等严重风险

不仅如此，许多研究还发现预防性地安装心导管、支架，有许多不可忽略的风险，像是发表在内科权威杂志 Lancet 2018年的一项随机单盲研究[3]

〔1〕资料来源：《新英格兰医学杂志》（New England Journal of Medicine，NEJM），2007年第3期。
〔2〕资料来源：《新英格兰医学杂志》（New England Journal of Medicine，NEJM），2015年第11期。
〔3〕资料来源：Lancet，2018年第391期，第31—40页。

就证实了：预防性安装心导管、支架，无法使病人的症状获得改善，而且病人还要承受出血、肾衰竭甚至死亡等严重风险。尤其是出血的风险，研究显示大概有10%的个案会产生严重的出血；此外，有3.3%的病人在放置支架打造影剂的过程中，会导致某种程度的急性肾衰竭[1]，而摆放的即使是昂贵的药物涂层支架，每一年每一个支架仍有30%的再狭窄率，因而需要再重复放置支架。而且放了支架之后，必须进行长期的双重抗血小板的治疗，这个双重抗血小板治疗，在第一年就会有8.8%的患者因此产生严重的肠胃道出血。

值得注意的是，心脏病属于慢性病，不少患者都是六七十岁的老人家，然而英国伦敦大学学院最新研究[2]却发现：70岁或更年长的病人植入支架，再发生脑卒中及死亡的风险要比以手术通血管的病人还高出一倍！有鉴于此，我才会在此特别提醒大家：心导管和支架虽然是心脏病发作时的有效急救手段，但对于稳定型心绞痛的心脏病患者而言，为预防而进行这项治疗，不仅没有益处，甚至极可能有害。

我身边的一名心脏内科主任医师，他曾经告诉我一个很无奈的场面：在某个国际会议上，主席问台下所有的心脏专科医生："你们是否认为，你做的心导管手术都有充足的理由？"结果所有的人都举手。他再问了第二个问题："你是否认为，你的同侪有'滥用心导管做不需要的检查和治疗'的嫌

〔1〕资料来源：*Circulation*，2014年。
〔2〕资料来源：*Lancet*，2010年第9期。

疑？"结果所有人又都举起了手。这种情况虽然成为医生间的笑谈，但其实也反映出两个问题：一是心导管、支架治疗的滥用；二则反映出医者的为难，毕竟心脏病一旦发作，患者性命便可能不保，因此就算意识到心导管、支架的滥用问题，但医生往往也只好宁滥勿缺，如此也才能避免医疗纠纷。然而这对患者来说，却不是最好的选择。

面对心脏病，建议你控制"三高"＋体外反搏疗法

——心血管疾病的救星：控制"三高"＋体外反搏疗法

那么，心脏病患者到底该怎么做，才能有效控制病情、降低心肌梗死的情况发生呢？其实心脏病是一种慢性病，目前虽然没有治愈的方法，但我们有很好的改善病情手段，而当中我认为最基本、最有效又最无风险的方法，就是控制"三高"（高血压、高血糖、高血脂），同时进行 EECP 体外反搏疗法（见第 116 页）。

【第一步】控制"三高"，就能稳定病情，有效预防心肌梗死

首先，想有效控制心脏病、预防心肌梗死的发生，得先来弄清楚心脏病的发作到底是怎么一回事。心脏病发作基本上有两种情况：一是脂肪经年累月堆积在血管壁造成动脉狭窄而引发心绞痛；二是动脉血管内的硬化斑块破裂引发急性血栓，进而阻塞血管、导致血流中断而引发急性心肌梗死。

再进一步解释，前者就像路边摊贩、违章建筑所导致的道路狭窄、阻塞（长期、慢性的影响）；后者则有如瞬间泥石流或违章建筑崩塌时，所

造成的道路塌方（短期、急性的影响）。因此当心肌梗死时，必须在心脏肌肉尚未完全坏死的12小时黄金时间内及早打通血管，使其恢复通畅，紧急修理旧路（使用溶栓药或安装心导管、血管支架），或建设新的道路（心脏搭桥手术），这些的确是必要的手段。但假如泥石流或违章建筑崩塌的情况尚未发生，此时当然就不必修路、建路，而是必须疏通路边摊贩、违章建筑，同时做好水土保持，才能维持道路畅通，而其中关键就在于"三高"的控制。

根据《新英格兰医学杂志》研究[1]显示：对于稳定型心绞痛的病人而言，大部分的球囊扩张术或支架治疗，仅能暂时性地缓解胸痛，无法预防心肌梗死、减少死亡率，真正的治本之道还是要控制"三高"。2017年3月，美国心脏学会发表FOURIER的研究结果也显示：如果心血管疾病患者能把低密度脂蛋白胆固醇（LDL-C，即坏胆固醇）降到20~30mg/dl，比起传统的治疗，更能进一步降低心脏病的发生，而且没有明显的副作用。

话虽如此，由于一般人的LDL-C数值大多介于100~160mg/dl，很多人会认为20~30mg/dl这个数值太过匪夷所思，但这的确是可以办到。以我自己为例，由于长期摄取鱼油，因此LDL-C的数值就一直都在100mg/dl之内。事实上，鱼油不只能控制血脂，对血压、血糖也具有很好的保健效果，而且鱼油还可以使血管更有弹性，因此我建议心脏病患者日常保健应摄取足够鱼油，其用法用量可参考前文提供的降血脂药物一节（见表3-8），此处就不

[1] 资料来源：《新英格兰医学杂志》（*New England Journal of Medicine*，*NEJM*），第11期。

再赘述。

【第二步】运用体外反搏疗法，改善心肌代谢并促进心脏血管新生

心脏病的治疗除了通过调整生活形态、药物治疗以及抢救心肌梗死的冠状动脉搭桥手术、心导管球囊扩张术和支架放置术外，心脏病患者其实还有一项治疗选择，那就是体外反搏疗法（enhanced external counterpulsation，以下简称 EECP）。

提到 EECP，许多人都以为它是一种新疗法，事实上，这项疗法的概念已发展近半世纪，只是它不像心导管、支架有明显"紧急救命"的光环，加上不是每家医院都有引进这项装置，所以至今名气不高，实际上它是一种既可以改善症状，又没有风险的治疗方式。

进行时只要穿上压力裤，再运用一种非侵入性的机械辅助循环装置，配合心跳做下肢挤压：当心脏在收缩的时候，压力裤跟着放松，而当心脏放松的时候，压力裤则收缩起来，借着压力来提高主动脉舒张压、降低主动脉收缩压，使心脏冠脉血流量增加，进而改善心肌代谢与功能。长期下来，甚至还能增加心脏的血管新生，进一步改善心肌功能，也因此 EECP 又常被称为"血管新生疗法"。

EECP 是一种非侵入性的治疗方式，且无论是从短期、长期来看都有显著疗效，因此目前美国心脏学会及欧洲心脏学会，在心血管疾病和心脏衰竭的相关治疗指南中，都建议在符合相关适应证的患者身上使用 EECP。

此外，由于 EECP 能明显地增加心脏及全身各脏器血液的灌注、提升血液供应量，改善缺血的情形，因此不只心脏病，许多缺血性疾病，包括：冠心病、心绞痛、心肌缺血、陈旧性心肌梗死、心肌炎后遗症、脑动脉硬化、脑供血不足、椎基底动脉供血不足、缺血性肾脏病，或是糖尿病血管病变等心血管疾病、小血管疾病的患者，都适合使用 EECP 进行辅助治疗。

像是本文一开始的医疗案例中提到的患者，后来在我的建议下进行了 EECP 治疗，当时仅治疗了一周，就不再需要硝酸甘油，定期治疗至今已有 94 个月，不仅日常不再有心绞痛的症状，而且还可以爬楼梯。另一名 45 岁的蔡小姐，是一名自然生态解说员，本身有糖尿病史，不自知患有系统性红斑狼疮，日前左侧肢体瘫痪送医时已意识不清，检查发现她因系统性红斑狼疮引起血管壁发炎，导致脑干血管及眼睛视网膜动脉阻塞，造成脑、眼同时梗死。

后来蔡小姐尝试 EECP 治疗，利用外部压力改善血液灌流，让患部长出新血管，替代阻塞血管，一个月后竟奇迹般地恢复。如今她不仅恢复意识，还可站立、走路，左侧肢体约恢复 9 成功能，而双眼也从只能看见眼前晃动黑影，恢复到现在可看到电视字幕，完全见证了 EECP 的治疗效果[1]。

总之，想预防心肌梗死，安装心导管及支架是没有用的，不仅无法因此避免心肌梗死的发生，而且还因此得承受出血、肾衰竭甚至死亡等严重风险，因此若非紧急状况，请千万不要以身涉险。

---

〔1〕编者按：EECP 目前仅作为冠心病综合治疗的辅助治疗手段应用于临床。

生活中常见的过度用药与治疗 7【脑动脉瘤手术】

发现 1cm 以下脑动脉瘤，立刻进行开刀手术

破裂概率低的非恶性肿瘤，应谨慎评估手术必要性

开颅手术致死致残风险高、后遗症严重，贸然动刀更危险

你不知道的医疗风险的临床案例

　　45 岁的王小姐，每两年就会为自己安排全身体检，今年在体检中心的建议下，特别增加了脑部磁共振成像检查，没想到检查后发现脑部有一颗 0.4cm 动脉瘤。进一步就诊时，医生建议她进行手术治疗，她为此十分忧虑，毕竟脑部手术非同小可，但不手术又好像抱着一颗定时炸弹，随时都得担心动脉瘤破裂……她到底该不该接受手术呢？

　　国际多中心研究发现：1cm 以下的动脉瘤，随访 20 年只有 0.05%会破裂

　　脑部动脉瘤有别于一般肿瘤，是由于动脉血管壁受先天或后天（血流冲

击或感染等）的因素影响，形成一个向外突出、如吹气球般的囊肿。据统计，每100人中就有3~4人患有脑动脉瘤，女性比男性多。大多数的脑血管动脉瘤除非破裂，一般而言很难察觉，临床大约有三分之一的患者是通过高级体检，以脑部计算机断层扫描或者是磁共振成像才发现。

然而，脑部动脉瘤是动脉血管壁向外突出形成的囊肿，并不是恶性肿瘤，破裂概率也不高。不过，一旦破裂造成出血性脑卒中，死亡率达三成，因此发现后，医生一般都会要求马上开刀，以除去动脉瘤破裂的风险。但以高风险的手术清除病灶——脑部动脉瘤，对患者而言，真的是最好的选择吗？

对于这个问题，很多人可能都会这样想：虽然破裂的风险极低，但毕竟还是有风险，不如防患于未然，早点动手术处理掉，这样才能永绝后患。但事实上并没有这么简单，根据目前国际上最大的多中心研究（汇集美国、加拿大、欧洲等超过50个医疗机构）国际未破裂颅内动脉瘤研究（ISUIA），对2621位动脉瘤患者进行长期随访显示：10~25mm的动脉瘤，随访20年只有1%会破裂；而直径小于10mm的动脉瘤，破裂率更只有0.05%；只有直径大于25mm的动脉瘤，破裂率高于6%。

该研究还以美国、加拿大、欧洲等医疗中心的4060位患者为研究对象，分为"未接受治疗组""接受显微外科手术组""接受介入治疗组"，进行7年以上的随访，结果显示：整体动脉瘤破裂出血的年发生率约为1.9%。相较之下，研究结果显示开颅手术风险更大，不容忽视。例如后循环巨大动脉瘤手术的死亡率有9.6%，致残率是37.9%；巨大动脉瘤死亡率和致残率则高达 20%，这个比例远远高于未进行手术处理的 1% 的破裂概率。

韩国三星医学中心 Kl 发表在 2015 年《神经外科回顾》期刊的研究也显示：610 个动脉瘤患者在手术后，有 2.3% 的病人会出现临床上明确的后遗症；9.2% 有放射学上明确的后遗症。而 ISUIA 另一项 5 年破裂风险统计的研究中，将脑动脉瘤的患者分为两组：第一组总共有 1077 人，不处理持续随访，结果 5 年内的破裂率为 3.8%（41 人），破裂的都是超过 9mm 的脑动脉瘤；第二组共 1591 人，采用手术治疗，结果仅仅在手术后一年内的死亡率就有 2.7%（43 人），产生痴呆或半身不遂等后遗症的患者为 9.9%（157 人），整体残死率为 12.6%（200 人）。

由此可见，以手术清除脑部动脉瘤，对患者来说未必是最佳选择，有时反而可能得因此承受更大的死亡和致残风险。

面对脑部动脉瘤，建议你谨慎手术，健康管理

那么，当检查发现有脑部动脉瘤，我们到底该怎么办？ 难道完全不管它吗？ 当然不是！ 相对应的处置是绝对必要的。为此我提出以下两项建议。

1cm 以内的小动脉瘤，建议定期复查就好

首先是谨慎评估手术的必要性。对于哪些动脉瘤需要积极的手术治疗，目前虽仍没有统一的标准，但一般大于 0.5cm 的脑动脉瘤，医生为避免未来的风险，大多会建议手术。然而，通过国际多中心的研究发现：事实上 5~25mm 的动脉瘤，破裂的风险极低；而相较之下，为此进行开颅手术的风

险反而较高。所以我认为是否手术，应该更谨慎地评估，尤其是 1cm 以下的小动脉瘤，破裂率只有 0.05%，若急切地以手术处理，风险反而更大，建议定期随访就好。

一般而言，第一次发现脑部动脉瘤应在半年内复查，之后可间隔 9~12 个月，若仍无变化，可延长至每年甚至每两年复查。值得注意的是：大部分的脑血管动脉瘤破裂前，几乎没有前兆，只有 2~3 成的患者会有被雷击般的头痛，合并恶心、呕吐等；有些人则是轻微头痛，如果没有就医，也就无从了解病情。所以在此提醒脑动脉瘤患者：在定期复查期间，切勿忽视头痛、头晕、恶心、呕吐等症状，有问题仍应立刻就医。

控制血压，养成好的生活饮食习惯优化体内环境

一旦发现脑部动脉瘤，即使不做手术，也得在体内创造一个有利健康的环境，降低脑动脉瘤破裂的风险，例如：控制血压与血糖、血脂、戒烟、养成规律运动习惯及良好生活作息。研究已证实：高血压和吸烟是动脉瘤破裂的高危因素，一定要好好控制。假如患者同时有高血压病史，除了要遵守医嘱按时服药，还请务必规律运动，因为运动可以让血压稳定。日常也应避免一些会让血压瞬间改变的事情，例如：生气、太剧烈的活动、吃太辣的饮食等，泡温泉最好 15 分钟内就起身等。

附

你一定要知道的医疗"避险清单"：

一般患者不必进行的 45 种过度医疗

由于篇幅限制，加上考虑到现代人生活忙碌，本书只针对中国人的医疗现况，精选4种影响最大的不当检查，以及7种不当用药、治疗。但不当医疗行为不仅如此而已。

事实上，自2012年全球医界掀起"明智选择"运动以来，目前被各大医疗机构指出的不建议的医疗行为已经超过250种。因此，在详细分析中国人最常做的不当医疗行为之后，我特别再以列表方式，以9大类、每类5种项目，共呈列45种一般患者不该进行的过度医疗行为。目的在于提醒各位，在进行这些检查或治疗之前，务必更加谨慎地停、看、听，做出最佳的医疗选择。

影像放射类　　参考资料来源：美国放射学会

下列5种项目，不要轻易对就诊者进行X线检查。

（1）对没有合并症的头痛患者，不建议进行有辐射性的影像学检查。

（2）对没有中、高度危险因素的可疑肺栓塞（pulmonary embolism，PE）患者，不建议进行有辐射性的影像学检查。

（3）经病史或体检找不到特殊病因的门诊患者，应避免在入院或术前对其进行胸部X线检查（疑似急性心肺疾病或有慢性稳定型心肺疾病病史，而且近6个月内未接受胸部X线检查的70岁以上患者除外）。

（4）怀疑罹患阑尾炎的儿童患者，应首选超声检查，只有在超声检查后仍不明确，才考虑进行计算机断层扫描（CT）检查。

（5）对无关紧要的囊肿，不建议进行放射性影像学追踪检查。

　　　　参考资料来源：美国临床肿瘤学会

（1）具有以下特征的肿瘤患者，不建议给予抗肿瘤治疗：体能状态差、当前循证医学[1]认为治疗中无获益、不具临床试验资格，以及无强烈证据支持抗肿瘤治疗的临床效益。

（2）在对转移风险较低的早期前列腺癌，不建议对患者应用正电子发射断层扫描（PET-CT）、计算机断层扫描（CT）或放射性核医学骨扫描。

（3）在对转移风险较低的早期乳腺癌进行分期时，不建议对患者应用正电子发射断层扫描、计算机断层扫描或放射性核医学骨扫描。

（4）对已进行乳腺癌根治治疗的无症状患者，不建议监测生物标志物，或进行正电子发射断层扫描、计算机断层扫描或放射性核医学骨扫描。

（5）对中性粒细胞减少风险小于20%的患者，不建议白细胞刺激因子进行预防。

心脏影像类　　　　参考资料来源：美国核心脏病学会

总原则：在心脏影像学检查中应尽可能减少射线暴露。

（1）除非存在高风险因素，否则不建议对无心脏症状的患者，进行心脏压力影像学检查或冠状动脉造影。

（2）对无症状患者，不建议将放射性核医学检查作为常规随访的一部分。

---

[1]编者按：循证医学指权威医学中心根据现阶段相关全部医学证据得出的关于本问题的医学结论。

（3）对低、中度风险非心脏手术的患者，不建议在术前进行心脏影像学检查。

（1）胃食管反流患者接受药物治疗时，若长期应用抑酸药物（如质子泵抑制剂，或H_2受体拮抗剂），应使用可达治疗目标的最低有效剂量。

（2）初次肠镜检查时存在1~2个小的（小于1cm）腺瘤型息肉、无高度不典型增生且经内镜已完全切除的患者，5年内不建议再次进行肠镜检查。

（3）诊断为巴雷特食管的患者（柱状腺上皮取代正常鳞状上皮的一种生化状态，为食管腺癌发生中最重要的危险因素），若经再次内镜检查且病理活检证实不存在不典型增生时，至少在3年内不必对其进行内镜随访检查。

（4）对于功能性腹痛症候群患者，除非临床体检或症状出现较大的变化，不建议再次进行计算机断层扫描（CT）。

对于仅晕厥但无癫痫发作、或患有其他神经系统症状或病理学检查发现的患者，中枢神经系统性疾病的可能性极低，大脑影像学检查不能改善预后。

（1）对于因心脏病发作而接受经皮冠状动脉介入治疗的患者，与心脏病发作无关的血管不必置入支架。

（2）心脏病患者无症状，或不存在糖尿病、外周动脉疾病等高危因子时，不建议对患者进行心脏影像学检查，尤其是压力试验或高级无创影像学检查。对于低风险的无症状冠心病患者，不建议进行心脏负荷试验。

（3）在病理学检查无异常或症状无变化的心脏病患者中，心脏影像学检查——尤其是压力试验或高级无创影像学检查不建议作为每年的常规检查手段。

（4）在进行与心脏病无关的低危险手术前，不建议对患者进行心脏影像学检查，尤其是压力试验或高级无创影像学检查。

（5）对于病理学检查无异常或症状无变化的轻度心脏瓣膜病患者，心脏超声检查不建议作为常规随访检查的手段。

过敏、哮喘和免疫类 参考资料来源：美国过敏、哮喘和免疫学研究院

（1）在评估是否过敏时，不建议对就诊者进行未经明确证实的诊断性试验，例如：免疫球蛋白G（IgG）检测或滥用免疫球蛋白E（IgE）电泳试验。

（2）在治疗无并发症的急性鼻窦炎时，不建议对患者做鼻窦计算机断层扫描或抗生素试验用药；若决定用药，则应首选阿莫西林。

（3）禁止对慢性荨麻疹常规进行诊断性试验，例如：针对吸入物或食品开展皮肤或血清特异性免疫球蛋白E的检查。

（4）除非接种疫苗后抗原特异性免疫球蛋白（Ig）抗体产生障碍，否则禁止给予免疫球蛋白替代治疗。此外，选择性免疫球蛋白A（IgA）缺乏，并非注射免疫球蛋白的适应证。

家庭医学类　　　　　　　参考资料来源：美国家庭医师学会

（1）除非存在严重或进展性神经系统缺陷，或临床怀疑存在严重的合并症（如骨髓炎）等情况，否则不建议对背痛患者在前6周内进行脊柱影像学检查。

（2）除非症状持续7天或症状在首次缓解后加重，不建议为急性轻中度鼻窦炎患者给予常规处方抗生素。

肾脏病类　　　　　　　参考资料来源：美国肾脏病学会

（1）对无贫血症状、血红蛋白大于10g/dl 的慢性肾脏病患者，不建议对其给予促红细胞生成素治疗。

（2）对高血压、心力衰竭或慢性肾脏病患者，应避免使用非甾体消炎药物。

（3）在未咨询肾脏科医生的前提下，不建议对3、4期慢性肾脏病患者进行经外周静脉中心静脉导管置入。

（4）在患者及其家庭与医生之间尚未共同做出治疗决策前，不建议长期透析治疗。

我仍要提醒大家：了解真相、聪明选择、远离风险，只做真正需要的体检与治疗。